들어가는 글
피부를 자연으로 되돌리는 첫걸음

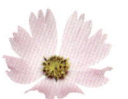 매일 사용하는 화장품. 혹시 그 안에 무슨 성분이 들어 있는지 알고 계신지요. 화이트닝, 주름 개선 등 화려한 광고 문구 뒤에는 합성착향제와 보존제 등의 화학성분이 자리 잡고 있습니다. 화장품에 들어간 모든 성분을 공개하는 '화장품 전 성분 표시제'가 시행된 지 1년이 넘었지만 아직도 업계에서는 모든 성분을 공개하고 있지 않습니다. 화장품은 피부에 직접적으로 스며들어 작용하는 제품이기에 먹을거리만큼이나 건강과 밀접한 관계가 있습니다. 그런데 이 화장품에 대체 어떤 화학물질이 얼마나 들어 있는지도 모르는 판국이지요. 이러한 일반 화장품에 불신감이 생겨 천연화장품을 찾는 사람들이 늘고 있습니다.

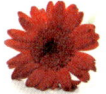 천연화장품은 여러 재료 중 안전한 것만 골라 직접 만들기 때문에 불안해 할 필요가 없습니다. 다양한 재료를 기능에 따라 내 마음대로 선택할 수 있고 만드는 양도 조절할 수 있는 데다 피부 타입에 맞는 레시피를 선택할 수 있어 유용하기도 하지요. 한때 아토피 전용 화장품으로 소문이 나, 아토피 환자들이 많이 찾았을 만큼 피부에도 순하게 작용하므로 민감하거나 화학성분에 약한 사람도 마음 놓고 사용할 수 있습니다. 게다가 도구만 갖추면 재료값도 많이 들지 않아 화장품에 드는 비용도 절감할 수 있어 일석 다조의 효과가 있지요.

저는 지난 10년 간 천연화장품 만들기의 현장에 서 있었습니다. 사람과 환경을 위해, 보다 건강한 피부를 위해 천연화장품을 만들고 싶다는 마음만은 한결같지만 10여 년 전 우리가 선택할 수 있는 재료들은 단순했고 한정적이었습니다. 그럼에도 내 손으로 직접 만들어 사용하는 이 놀라운 경험은 많은 사람들을 사로잡았습니다. 그리고 전문가들은 더 안정적이고 더 효과적이며 더 적절한 수많은 재료들을 찾아냈습니다. 단순한 기초 제품에 국한되었던 천연화장품은 이제 기능성 에센스나 크림, 자외선차단제 등 기존 화장품 회사에서 만드는 거의 모든 제품으로 확대되었습니다. 그 과정에서 보다 나은 제품을 만들기 위해 수많은 시행착오를 거쳐야 했고, 때로는 실패도 맛보았습니다. 재료들 간의 상호작용, 보다 나은 사용감, 무엇보다 피부를 더 건강하게 해 주는 제품을 만들기 위해 지나온 시간이었습니다. 사랑하는 가족의 건강을 위해, 자연 그대로의 피부를 위해 모든 레시피를 만들었습니다. 그리고 지금 이 모든 경험을 담은 책을 여러분 앞에 펼쳐 놓습니다.

 이 책은 실생활에서 바로 쓸 수 있는 다양한 레시피와 간과하기 쉬운 기본적인 이론까지 정리했습니다. 쉽고 자세하게 설명했으므로 천연화장품을 처음 접하는 사람은 물론 화장품 만들기 마니아들도 만족할 수 있을 것입니다. 이 책이 천연화장품을 만들고자 하는 많은 분들과 천연화장품에 대한 다양한 이론적 내용을 기대하던 분들에게 유용한 좋은 안내서가 되기를 희망합니다. 더불어 이 책이 나오도록 도와주신 모든 분에게, 특히 가족에게 감사의 마음을 전합니다.

조영길

한눈에 보는 레시피

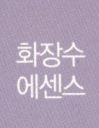
**화장수
에센스**

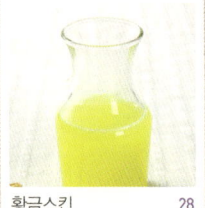
황금스킨 28

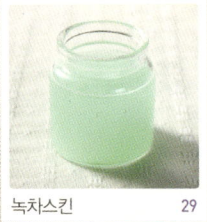
녹차스킨 29

백년초스킨 31

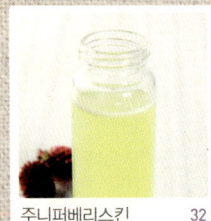
주니퍼베리스킨 32

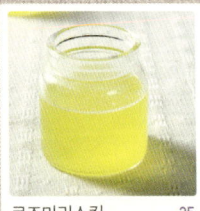
로즈마리스킨 35

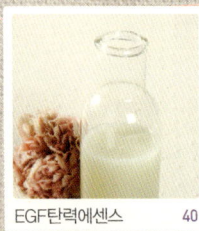
EGF탄력에센스 40

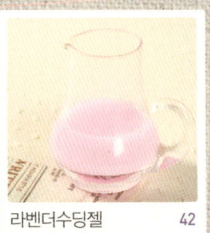
라벤더수딩젤 42

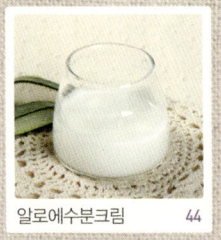
알로에수분크림 44

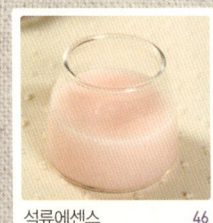
석류에센스 46

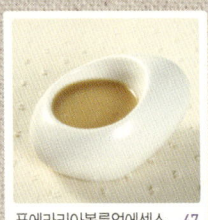
푸에라리아볼륨업에센스 47

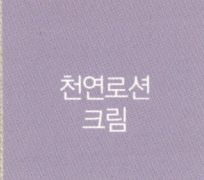
**천연로션
크림**

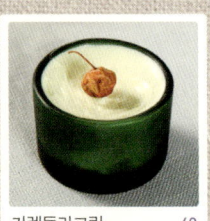
카렌둘라크림 60

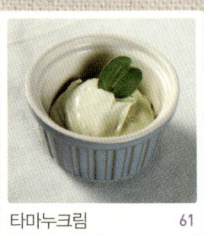
타마누크림 61

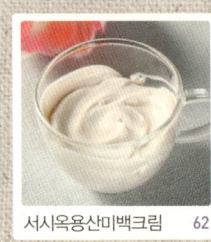
서시옥용산미백크림 62

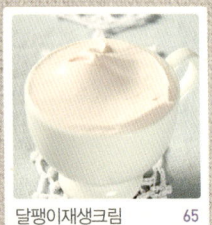
달팽이재생크림 65

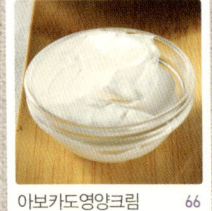
아보카도영양크림 66

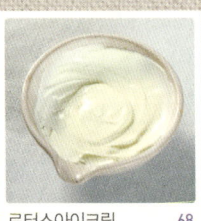
로터스아이크림 68

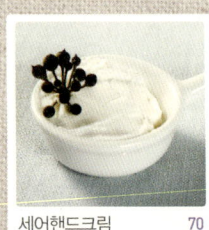
세어핸드크림 70

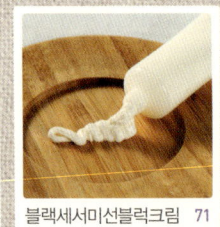
블랙세서미선블럭크림 71

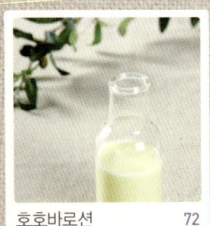
호호바로션 72

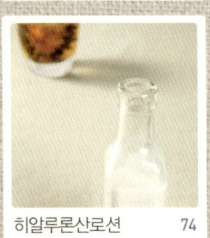
히알루론산로션 74

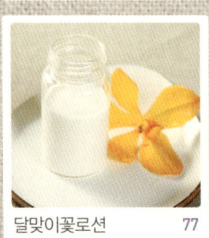
달맞이꽃로션 77

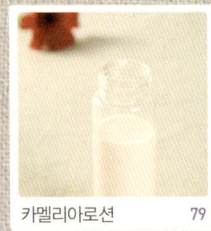
카멜리아로션 79

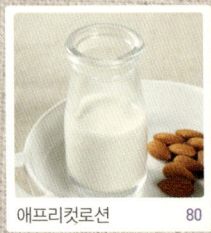
애프리컷로션 80

**바디·헤어
스페셜케어**

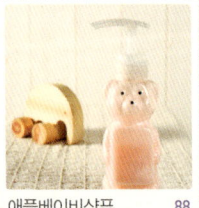
애플베이비샴푸 88

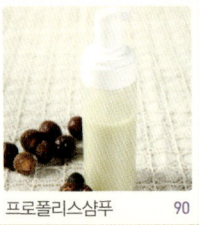
프로폴리스샴푸 90

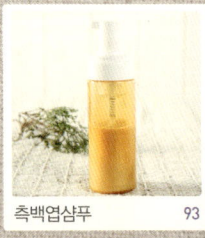
측백엽샴푸 93

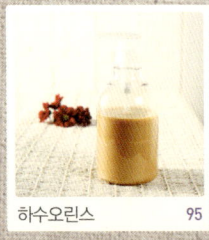
하수오린스 95

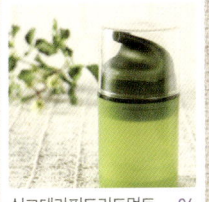
실크테라피트리트먼트　96

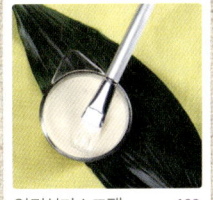
알긴산마스크팩　100

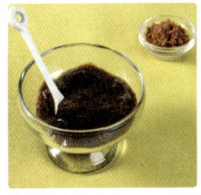
흑설탕스크럽젤　101

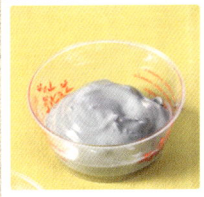
그린클레이마스크팩　103

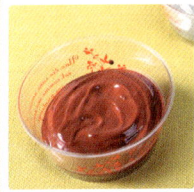
핑크클레이마스크팩　103

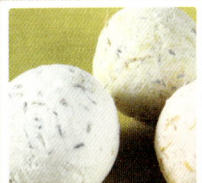
카렌둘라배스붐　107

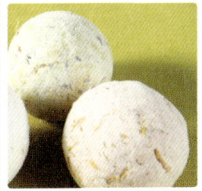
라벤더배스붐　107

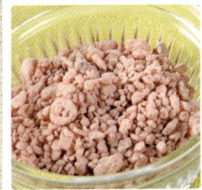
아토피배스솔트　108

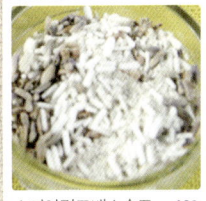
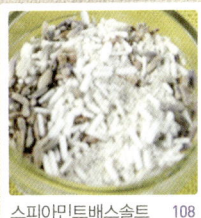
스피아민트배스솔트　108

천연향수 오일·밤

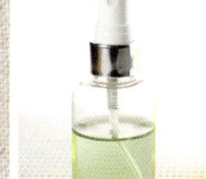
피톤치드천연방향제　118

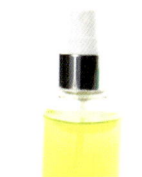
레몬천연방향제　118

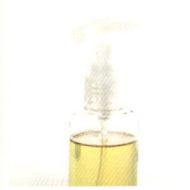
유칼립투스항균스프레이　121

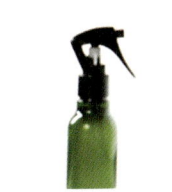
시트로넬라향균스프레이　121

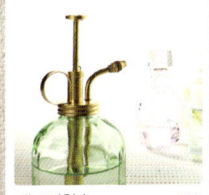
재스민향수　122

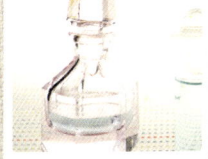
오렌지블라섬향수　125

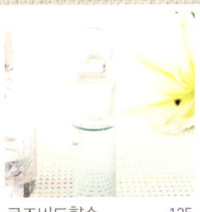
로즈버드향수　125

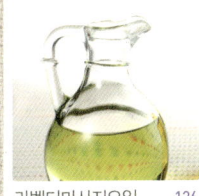
라벤더마사지오일　126

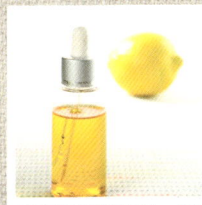
페퍼민트마사지오일　126

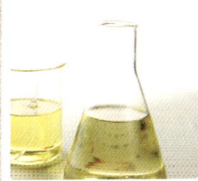
사이프러스슬림마사지오일　129

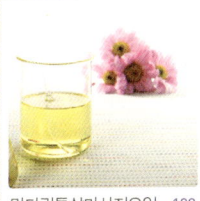
만다린튼살마사지오일　129

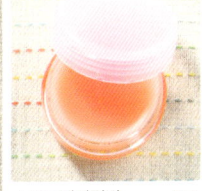
스트로베리립밤　133

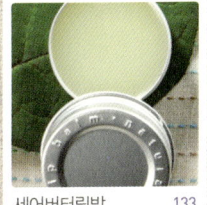
세어버터립밤　133

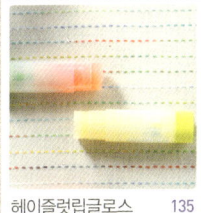
헤이즐럿립글로스　135

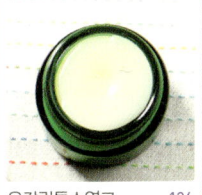
유칼립투스연고　136

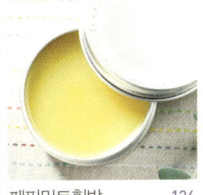
페퍼민트힐밤　136

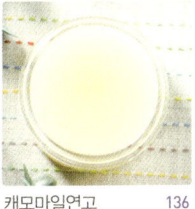
캐모마일연고　136

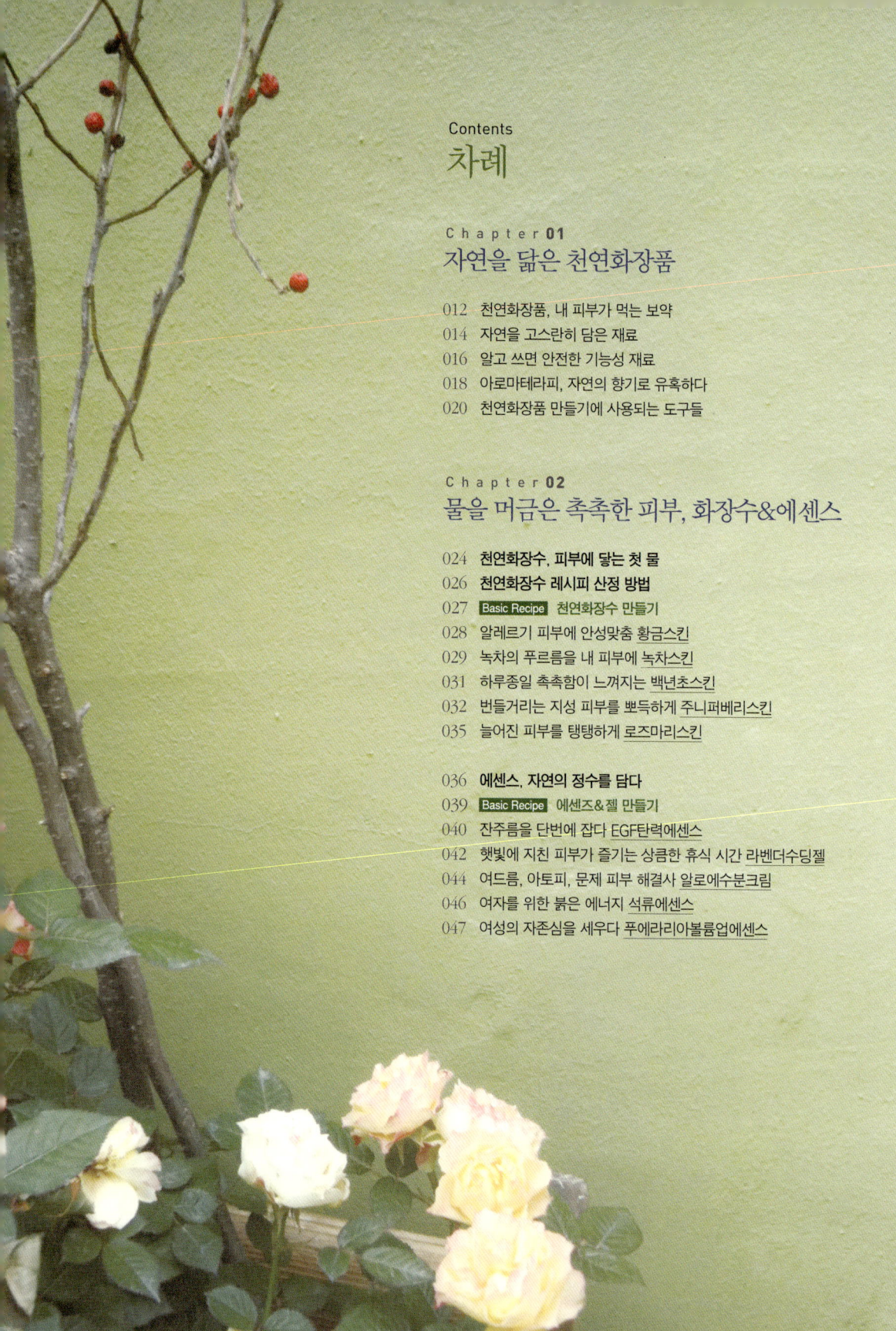

Contents
차례

Chapter 01
자연을 닮은 천연화장품

012 천연화장품, 내 피부가 먹는 보약
014 자연을 고스란히 담은 재료
016 알고 쓰면 안전한 기능성 재료
018 아로마테라피, 자연의 향기로 유혹하다
020 천연화장품 만들기에 사용되는 도구들

Chapter 02
물을 머금은 촉촉한 피부, 화장수&에센스

024 천연화장수, 피부에 닿는 첫 물
026 천연화장수 레시피 산정 방법
027 `Basic Recipe` 천연화장수 만들기
028 알레르기 피부에 안성맞춤 황금스킨
029 녹차의 푸르름을 내 피부에 녹차스킨
031 하루종일 촉촉함이 느껴지는 백년초스킨
032 번들거리는 지성 피부를 뽀득하게 주니퍼베리스킨
035 늘어진 피부를 탱탱하게 로즈마리스킨

036 에센스, 자연의 정수를 담다
039 `Basic Recipe` 에센즈&젤 만들기
040 잔주름을 단번에 잡다 EGF탄력에센스
042 햇빛에 지친 피부가 즐기는 상큼한 휴식 시간 라벤더수딩젤
044 여드름, 아토피, 문제 피부 해결사 알로에수분크림
046 여자를 위한 붉은 에너지 석류에센스
047 여성의 자존심을 세우다 푸에라리아볼륨업에센스

Chapter 03
빛나는 피부의 비밀, 천연로션&크림

- 050 로션과 크림을 결정하는 유수분 밸런스
- 052 천연크림&로션을 위한 HLB시스템
- 055 HLB시스템을 이용한 레시피 작성법
- 058 **Basic Recipe** 천연로션&크림 만들기
- 060 민감한 알레르기 피부도 안심 카렌둘라크림
- 061 아토피 피부를 잠잠하게 타마누크림
- 062 서시도 울고 갈 뽀얀 얼굴 서시옥용산미백크림
- 065 탄력 넘치는 동안의 비결 달팽이재생크림
- 066 건조한 피부에 수분을 불들어 매다 아보카도영양크림
- 068 연꽃의 맑은 기운으로 눈가를 밝히다 로터스아이크림
- 070 까칠한 손을 부드럽게 세어핸드크림
- 071 자외선 잡아 주는 블랙세서미선블럭크림
- 072 순하게 피부를 살리는 호호바로션
- 074 공기 중의 수분까지 끌어당기는 히알루론산로션
- 077 알레르기 피부를 위한 최적의 선택 달맞이꽃로션
- 079 동백의 기운을 담아 아토피를 잡다 카멜리아로션
- 080 기름기 많은 피부를 청량하게 애프리컷로션

Chapter 04
머리부터 발끝까지, 바디&헤어 스페셜케어

- 084 머리카락도 자연을 원한다
- 086 **Basic Recipe** 천연샴푸&린스 만들기
- 088 우리 아이를 위한 순한 애플베이비샴푸
- 090 비듬을 방지하는 프로폴리스샴푸
- 093 탈모를 예방하고 발모를 돕는 측백엽샴푸
- 095 까마귀도 탐내는 비단 같은 머릿결 하수오린스
- 096 삼단같이 윤기 있고 풍성한 머리 실크테라피트리트먼트
- 098 아기 피부를 만들어 주는 마스크팩과 스크럽
- 100 천연을 붙이고 떼어 낸다 알긴산마스크팩
- 101 부드러운 각질 제거 흑설탕스크럽젤
- 103 독소를 배출하는 디톡스팩 그린클레이마스크팩
- 103 피부를 깨끗하게 정화해 주는 핑크클레이마스크팩
- 104 욕실의 즐거움 배스봄과 배스솔트
- 107 아이와 함께 즐기는 꽃잎 목욕 카렌둘라배스봄
- 107 느긋하게 즐기는 반신욕 라벤더배스봄
- 108 건강한 소금으로 아토피를 물리치다 아토피배스솔트
- 108 시원한 향으로 스트레스를 날린다 스피아민트배스솔트

Chapter 05
아로마테라피, 천연향수&오일&밤

- 112 공간을 채우는 자연의 향기
- 114 천연향수, 나를 위한 향을 조향한다
- 116 **Basic Recipe** 천연방향제 만들기
- 117 **Basic Recipe** 천연향수 만들기
- 118 새집증후군을 날리다 피톤치드천연방향제
- 118 공부할 마음을 다잡아 주는 레몬천연방향제
- 121 감기와 각종 피부염을 예방하는 유칼립투스항균스프레이
- 121 피서철 모기와 벌레 퇴치용 시트로넬라항균스프레이
- 122 달콤한 사랑을 부르는 재스민향수
- 125 상큼한 향으로 마음을 편안하게 오렌지블라섬향수
- 125 우아한 장미향이 그대로 로즈버드향수
- 126 잠 안 자는 아이를 위한 사랑의 스킨십 라벤더마사지오일
- 126 혈액 순환을 촉진하는 페퍼민트마사지오일
- 129 군살을 매끈하게 사이프러스슬림마사지오일
- 129 임신선과 흉터를 지우는 만다린튼살마사지오일
- 130 밤&연고, 피부에 덧입히는 방어막
- 130 **Basic Recipe** 밤&연고 만들기
- 133 갈라지고 트는 입술 보호제 세어버터립밤
- 133 키스를 부르는 상큼한 딸기향 스트로베리립밤
- 135 투명하게 반짝이는 입술 헤이즐럿립글로스
- 136 막힌 코를 시원하게 유칼립투스연고
- 136 면역력을 높이는 캐모마일연고
- 136 발의 피로를 단번에 풀어 주는 페퍼민트힐밤

부록
- 138 천연화장품 재료 구입처 안내
- 139 천연화장품을 만들 때 발생하는 문제와 해결
- 140 천연화장품을 만들기 위한 기초 재료
- 144 화장품 관련 용어 설명
- 146 천연화장품에 주로 사용하는 계면활성제

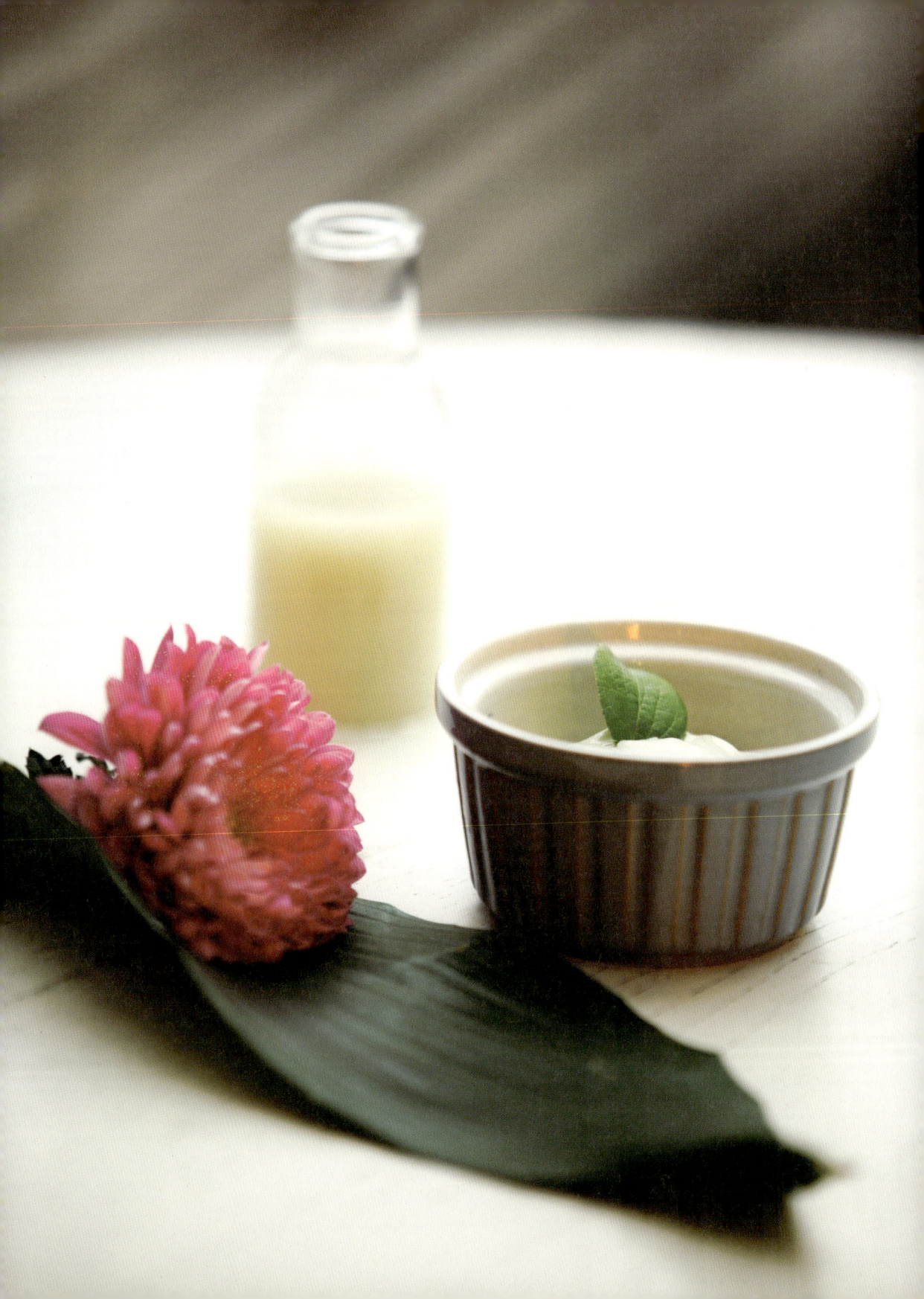

Chapter
01

자연을 닮은 천연화장품

잡티 하나 없이 깨끗하고 맑은 피부를 위해 고가의 화장품을 고집하고 있다면 주목!
비싼 화장품이 피부를 좋게 해 줄 거라는 믿음은 허상에 불과하다.
화장품에 들어간 기능성 화학물질들은 장기적으로 피부의 항상성을 떨어뜨리기 때문.
화장품 회사가 암암리에 넣는 화학물질을 배제하고 내 손으로 직접 천연화장품을 만들면
환경을 살리면서 피부도 가꿀 수 있다.

천연화장품, 내 피부가 먹는 보약

아토피나 민감성 피부, 가려움증 등으로 고민하다 천연화장품을 만들어 사용하고는
피부가 좋아졌다는 예는 이제 주변에서 흔하게 들을 수 있다.
피부에 바르는 보약이라고 일컬어지는 천연화장품, 대체 어떤 점이 좋은 걸까.

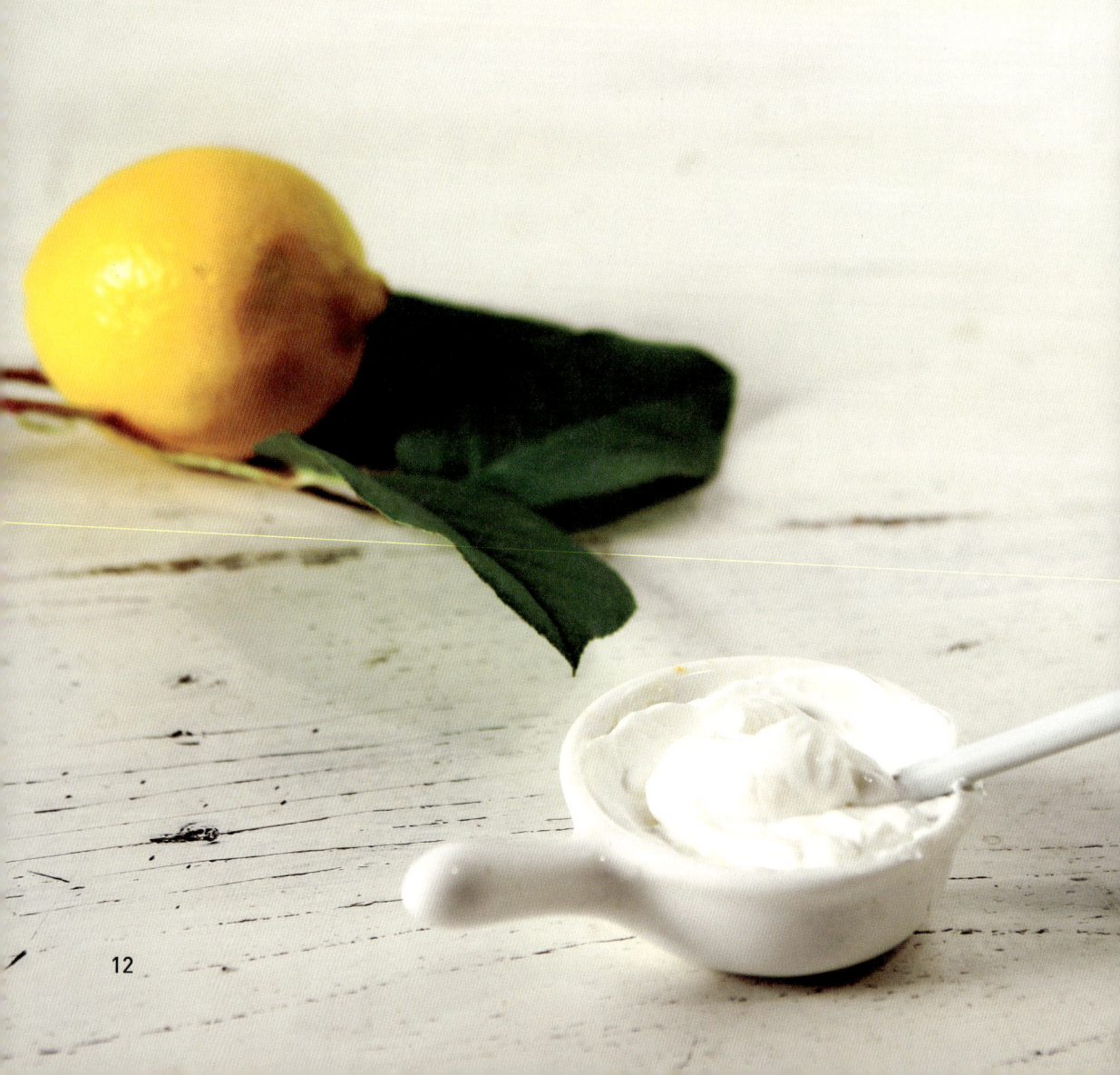

순하고 촉촉한 천연화장품

피부에 좋다는 비싼 화장품을 골라서 열심히 발라도 그때뿐, 심지어는 트러블이 나기도 한다. 의아한 사실은 고가의 화장품을 많이 쓸수록 악건성이 될 확률이 높다는 것이다. 화학물질이 잔뜩 든 화장품으로 과한 영양을 공급하면 피부 자생력이 떨어져 자연스러운 피지조차 분비되지 않는 건성 피부가 된다. 이렇게 건성이 되니 더 화장품을 많이 쓰게 되고, 그럴수록 피부는 더욱 건조해지는 악순환이 계속된다.

천연 재료를 이용해 만든 화장품은 화학물질이 거의 들어 있지 않아 피부 자극이 적고 순하다. 천연화장품은 피부 자생력을 살리고 유수분의 균형을 맞춰 주며 충분한 보습도 해 준다. 특히 허브와 한방재료들은 신체 면역력을 증강시키고 피부가 스스로 외부의 자극이나 트러블을 이겨낼 수 있도록 돕는다.

피부 고민에 적절한 도움을 받을 수 있다

내 피부에 딱 맞는 화장품을 만나기란 쉽지 않다. 같은 여드름 피부라도 지성인 사람과 건성인 사람이 있고 같은 민감성 피부라도 심한 사람과 덜한 사람이 있기 마련이다. 복합적인 내 피부에 딱 맞는 화장품을 원한다면 이제 천연화장품으로 눈을 돌릴 차례다. 천연화장품은 자신의 피부 상태에 맞는 제품을 만들 수 있고 문제 피부를 개선할 수도 있어 장기적으로 더욱 유용하다.

다양한 재료의 선택권을 내가 쥐고 있다

천연화장품을 만드는 가장 큰 재미는 원하는 재료로 원하는 질감과 향을 가진 화장품을 만들 수 있다는 점이다. 천연 재료와 유용한 고급 기능성 재료는 생각보다 비싸지 않고 구하기도 어렵지 않다. 조금 품만 들이면 원하는 재료를 듬뿍 넣은 '피부 보약' 만들기가 가능하다. 예를 들어 보습을 위한 재료에는 여러 가지가 있는데 재료에 따라 성질과 효능에 차이가 있으며 질감도 조금씩 다르다. 시판 화장품이라면 프로필렌글리콜(PG), 폴리에틸렌글리콜(PEG) 등의 화학적으로 만들어진 보습제를 선택할 것이지만 내 손으로 만든다면 적어도 피부에 더 좋은 재료를 선택하게 된다. 내 손으로 직접 만들 수 있다는 것은 천연화장품만이 지니는 커다란 장점이다.

> **tip 천연 재료의 신선도**
> 천연 재료들의 수명은 길지 않다. 대부분의 재료는 개봉 후 6개월에서 1년 정도의 수명을 지니고 있다. 따라서 가능하면 빨리 소모해야 하며 사용 중이면 서늘한 곳(냉장고 등)에 보관하고 처음부터 적당한 양만 구입하는 게 좋다.

자연을 고스란히 담은 재료

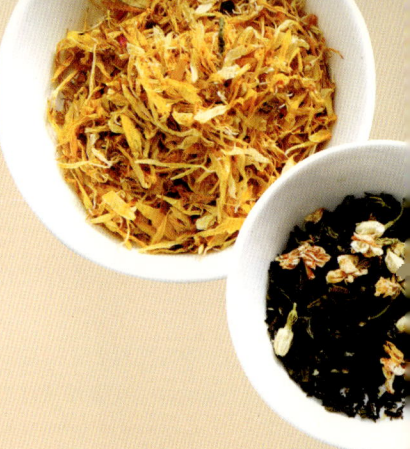

천연화장품에서 재료의 역할은 절대적이다.
화장품학에서의 재료 구분 방법은 여러 가지가 있지만,
여기서는 천연화장품을 만들고자 할 때 실제 필요한 수상재료와 유상재료,
그 외의 천연 허브와 한약재로 구분했다.

물과 잘 섞이는 수상재료

수상재료(Water Phase, 水狀)는 물과 섞일 수 있는 재료를 통칭하며 수상, 수상 성분, 수용성재료와 같은 의미이다. 증류수와 정제수는 화장품을 만들 때 가장 대표적으로 사용되는 수상재료다. 우리가 아는 정수기나 생수, 수돗물 등은 대부분 H_2O 외에도 탄산이나 마그네슘, 나트륨, 칼슘, 철 등의 이온이 녹아 있다. 이런 물을 그대로 쓰면 화장품 성분들이 물속의 산소와 반응하여 쉽게 산화되고 냄새를 유발하며 제품을 손상시키기도 한다.
H_2O 이외의 성분을 걸러 낸 물을 정제수, 증류수라 부른다. 정제수는 약국에서 구할 수 있다. 수상재료에는 플로럴워터, 천연 보습성분, 천연 항산화제, 천연 미백 재료, 천연 방부제류와 기타 한방재료 등이 속한다.

물	증류수, 정제수, 해양심층수 등
플로럴워터	에센셜오일을 추출한 후 얻어지는 증류수. 라벤더워터, 로즈워터, 네롤리워터, 캐모마일워터 등
천연 보습 성분	히알루론산, 모이스틴, 소듐PCA, 베타글루칸, 내추럴베타인, 트레할로스, 글리세린 등
천연 방부제류	자몽씨 추출물, 멀티나트로틱스, 유로나프리, 로즈프리저브, 한방방부제, 레블린 천연 방부제 등
천연 항산화제	로즈마리 추출물, 에틸알코올, 구기자 추출물, 녹차 추출물 외 다수의 천연 추출물
천연 미백 재료	구기자 추출물, 감초 추출물, 녹차 추출물, 딸기 추출물, 당귀 추출물, 서시옥용산 추출물, 작약 추출물, 토마토 추출물, 알부틴 등
천연 항염증 재료	가시오가피 추출물, 감초 추출물, 구절초 추출물, 금은화 추출물, 카렌듈라 추출물, 녹차 추출물, 어성초 추출물, 황금 추출물 등
천연 주름개선 재료	겨우사리 추출물, 곤약 추출물, 루이보스 추출물, 복분자 추출물, 산수유 추출물, 상황버섯 추출물, 인삼 추출물 등
모발에 좋은 재료	고삼 추출물, 구절초 추출물, 금은화 추출물, 하수오 추출물, 내추럴베타인, 실크아미노산, 은행잎 추출물, 측백엽 추출물, 헤나 추출물 등

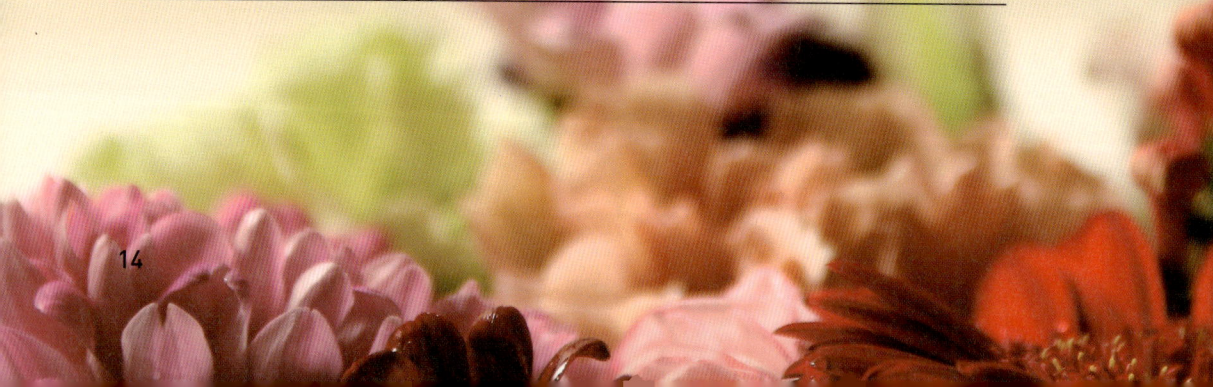

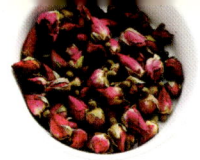

기름과 섞일수 있는 유상재료

오일 또는 오일과 섞이는 재료를 통칭하여 유상재료(Oil Phase, 油狀)라고 하는데 이는 유성 성분이나 지용성재료와 같은 의미다. 식물의 열매나 동물의 지방에서 얻어낸 기름 성분을 포함하여 버터나 왁스 상태의 재료들이 여기에 포함된다.

식물성오일 (Oil, 油)	천연화장품을 만들 때 가장 많이 사용하는 재료. 호호바오일을 비롯한 스위트아몬드오일, 햄프씨드오일, 달맞이꽃종자오일, 헤이즐럿오일 등
인퓨즈오일 (Infused Oil)	유용한 성분들이 있는 식물의 꽃을 오일에 우려낸 침출오일. 카렌듈라오일, 아르니카오일, 캐럿오일, 세인트존스워트오일 등
동물성 지방	동물의 지방에서 얻어낸 밍크오일, 에뮤오일, 라놀린, 타조오일 등
왁스(Wax)	벌집에서 추출한 밀랍(beeswax)과 칸데릴라왁스, 카르나우바왁스 등
식물성 버터(Butter)	상온에서 반고체 상태인 식물성 지방. 세어버터, 코코아버터, 알로에버터 등
고급 알코올	일반 알코올과 다르게 상온에서 고체이며 유화보조제로 주로 사용하는 세틸알코올. 스테아릴알코올, 세테아릴알코올 등
에스테르	유분감을 조절하는 역할로 활용되는 IPM, IPP, IL 천연에스테르
고급 지방산	주로 비누원료로 사용되는 라우린산, 팔미탄산, 스테아린산, 올레인산 등
미네랄오일	주로 석유화학계통에서 추출한 것으로 매끄러운 사용감을 주지만 천연화장품에는 잘 사용하지 않음. 유동파라핀, 페트롤라튬, 파라핀 등
실리콘오일	피부 유연과 유분 조절을 위해 사용되는 디메티콘, 사이클로메티콘 등
에센셜오일	허브의 꽃, 잎, 줄기 등에서 추출한 아로마테라피의 핵심 재료. 라벤더오일, 페퍼민트오일, 캐모마일오일 등
기타 기능성 재료	코엔자임Q10, 세라마이드, 스쿠알란, 비타민E(토코페롤) 등

> **tip 천연 허브와 한약재**
>
> 허브(herb)는 향을 내고 사람에게 도움을 주는 모든 식물을 총칭한다. 따라서 우리나라를 비롯한 동양의 다양한 한방재료들을 동양 허브(Oriental Herb)라고 표현해도 무방하다. 말린 상태의 식물을 그대로 이용하기도 하고 곱게 빻거나 즙을 내거나 우려낸 액을 이용할 수도 있다. 라벤더, 캐모마일, 감초, 녹두 등이 여기에 속한다.

알고 쓰면 안전한 기능성 재료

처음 천연화장품을 접하는 사람들은 레시피에 화학물질이 들어가면 무턱대고 반감을 갖는 경우가 많다. 하지만 천연화장품에 들어가는 화학물질은 제품을 만들기 위해 반드시 들어가야 하는 최소한의 재료다. 천연화장품에 주로 쓰이는 안정성이 검증된 재료를 모았다.

이중 스파이, 계면활성제

스킨, 크림, 로션, 에센스, 샴푸, 린스 등 우리가 사용하는 대부분의 화장품은 계면활성제를 필요로 한다. 천연화장품도 예외가 아니다. 단, 천연화장품을 만들 때는 피부에 안전하고 자극이 적은 계면활성제를 선택한다는 점이 다르다. 계면활성제는 물과 기름 양쪽과 모두 친해 두 물질의 분리 또는 결합을 도와주는 성분이다. 쉽게 말하면 물과도 친하고 기름과도 친한 이중적인 물질로 보면 된다. 화장품에 들어가는 수상재료와 유상재료가 잘 섞여야 화장품이 제 역할을 할 수 있는데, 물과 기름이 분리되지 않도록 잘 섞어주는 것이 계면활성제의 임무다. 계면활성제는 이 외에도 많은 역할과 목적으로 사용된다. 세제와 비누, 샴푸, 폼클렌징에서의 계면활성제는 주로 세정과 때 분리 역할을 한다. 화장품의 스킨과 에센스 등을 만들 때는 주로 가용화제 역할을 해 준다. 크림이나 로션, 샴푸를 만들 때는 유화하는 역할로 쓰인다. 이 책에서는 주로 세정(분리)과 가용화, 유화 등의 역할을 하는 계면활성제를 만나게 될 것이다. 참고로 스킨이나 에센스 등 투명한 물질을 만드는 계면활성제를 '가용화제'라고 부르고 로션이나 크림처럼 유분감이 있는 물질을 만드는 계면활성제를 '유화제'라고 부른다.

제품의 수명을 늘리는 보존제

화장품은 제품을 만들고 나서 특별한 보존책을 마련해 주지 않으면 상온에서 일주일 이상을 버티기 힘들다. 특히 물이 많이 들어 있는 스킨이나 젤, 로션 등은 더 쉽게 산패나 부패가 진행이 되는데, 이런 현상을 느리게 하고 방지하기 위해 보존제가 필요하다. 보존제는 세균을 없애고 번식과 증식을 방지한다. 일반 화장품에서는 파라벤(Paraben) 계통이 가장 많이 이용되며, 이미다졸리디닐우레아, 페녹시에탄올, 이소치아졸리논 등도 자주 사용된다. 천연 방부제는 현재 다양한 연구가 진행되고 있으나 아직은 화학적 방부제만큼의 기능을 발휘하기는 어려우므로 장기간 보존하기보다는 만든 다음 6개월 이내로 쓴다는 생각을 하는 것이 좋다. 천연 방부제로는 자몽씨 추출물(GSE), 레이블산을 베이스로 하는 레블린 천연 방부제, 로즈 방부제, 기타 한방 방부제 등이 있다. 산화방지제는 화장품이 제품 내의 산소와 반응하여 산화되는 것을 방지하는데, 일반 화장품에는 주로 BHT와 BHA라는 성분을 사용하지만 천연화장품을 만들 때는 비타민E(토코페롤)와 로즈마리 추출물, 녹차 추출물, 베타글루칸 등이 주로 사용된다. 여기서 비타민E는 유상재료이고 나머지는 수상재료이다.

햇빛을 차단하는 자외선 차단제

자외선 차단제에는 티타늄디옥사이드(Tio2)나 산화아연 등과 같은 물리적 차단제와 옥틸메톡시신나메이트, 아보벤존, 벤조페논 시리즈의 화학적 차단제가 있다. 물리적 차단제는 햇빛을 피부 표면에서 반사시키고 화학적 차단제는 자외선을 필터링하여 자외선의 해로운 능력을 저하시킨다. 물리적 차단제는 약간의 백탁현상과 발림성이 떨어지므로 사람들이 기피하지만 사실 이 차단제가 효과도 좋고 자극도 없어 피부에는 훨씬 좋다. 화학적 차단제는 자칫 독한 화학성분이 피부에 스밀 수 있어 트러블이 일어날 확률이 높다. 따라서 SPF의 수치에 너무 민감할 필요는 없다. SPF 수치가 높다는 말은 그만큼 화학적 차단제의 함량이 높다는 의미이므로 피부에 좋을 리가 만무하기 때문이다. 또 아무리 수치가 높다고 하더라도 효과적 사용을 위해서는 두세 시간마다 다시 발라주는 것이 좋으므로 너무 높은 수치를 고르는 것은 현명하지 않다.

사용하기 적절한 질감을 위한 점도조절제

필요에 따라 점도조절제를 이용하여 사용하기 좋은 상태의 점도로 만든다. 천연화장품에서는 쟁탄검(Xanthan gum)과 구아검, 펙틴, 알긴산, 젤라틴, 기타 다당류 등의 천연 재료와 카봄머, 하이셀 등을 이용하며 샴푸에서는 폴리쿼터10라는 점증제를 이용한다.

기타 기능성 재료

이 외에도 내추럴셀룰로오스나 율피 분말, 흑설탕 등의 각질 제거제와 구연산 등의 금속이온봉쇄제, 구연산, TEA 등의 산도조절제 등이 화장품을 만들 때 이용된다.

> **tip 계면활성제의 두 가지, 유화제와 가용화제**
>
> **유화제 Emulsifier** 크림, 로션, 샴푸처럼 물(수상재료)과 기름(유상재료)을 섞어 새로운 상태의 물질로 만든 것을 에멀션(Emulsion)이라고 부른다. 이때 물과 기름을 섞는 계면활성제로 유화제가 쓰인다. 천연화장품에서는 밀랍, 코코아버터, 에멀시파잉왁스, 몬타노브왁스, 올리브유화왁스, 레시틴, GMS, GOE(글리세롤올레이트, 엘라이데이트) 등 식물에서 유래가 되거나 비교적 피부에 안전한 유화제를 선택해 사용한다.
>
> **가용화제 Solubiliser** 스킨, 에센스를 만들 때나 소량의 유상재료를 다수의 수상재료와 섞어야 하는 방향제를 만들 때 사용한다. 가용화제는 소량의 유상재료를 아주 작은 단위로 잘라서 마치 녹이는 것처럼 보인다. 천연화장품에서는 주로 피마자에서 추출한 솔루빌라이져와 밀에서 추출한 바이오솔브(BioSolv)가 자주 활용된다.

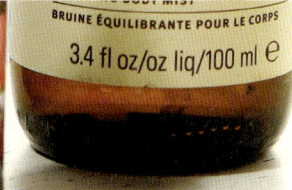

아로마테라피,
자연의 향기로 유혹하다

아로마테라피의 중심에는 자연의 향을 담은 에센셜오일이 있다.
에센셜오일은 피부 보호는 물론 향료의 역할을 담당하는 천연화장품 만들기의 절대적인 요소다.

심신의 안정을 돕는 에센셜오일

천연화장품을 만들 때 소량의 에센셜오일을 첨가하면 많은 효과를 얻을 수 있다. 에센셜오일에는 뛰어난 방부 능력과 항박테리아, 살균 능력이 있어 피부를 보호해 주는 것은 물론 표피의 죽은 세포를 빠르게 제거하고 새로운 세포가 생성·성장하는 것을 돕는다. 또 근육 강화, 혈액 순환 및 피지 분비 촉진, 노폐물 배출, 아토피나 여드름 및 기타 피부 트러블의 상처 및 염증을 완화하고 치료해 주는 효과가 있다. 에센셜오일은 정서 불안, 우울증 등의 각종 심리적 스트레스를 완화시키며 안정되고 평온한 마음을 갖도록 돕기도 한다. 에센셜오일을 식물성오일과 혼동하는 경우가 더러 있는데, 쉽게 구분하자면 식물성오일은 열매를 짜서 얻은 기름 성분이고 에센셜오일은 허브가 지닌 향기만을 추출하여 모아 놓은 결과물이다. 에센셜오일은 종류가 수십 가지에 이르지만 그중 쉽게 접할 수 있고 실제 필요한 종류는 15~20여 가지 정도면 충분하다.

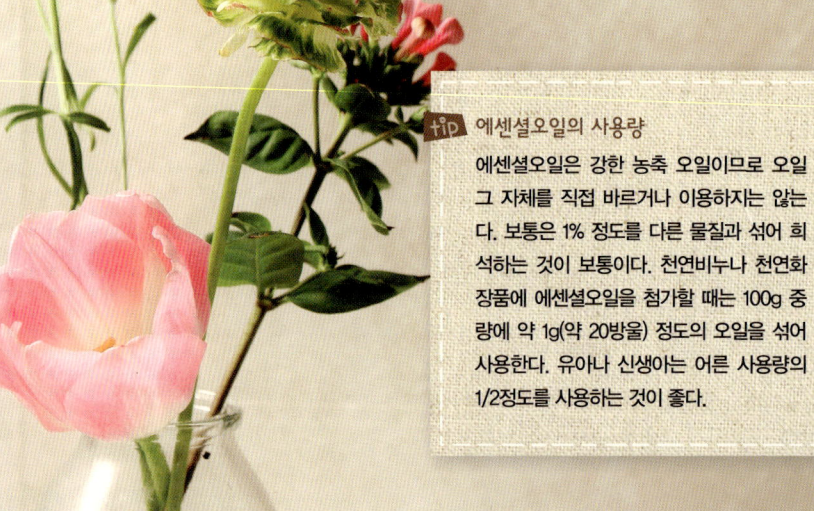

tip 에센셜오일의 사용량

에센셜오일은 강한 농축 오일이므로 오일 그 자체를 직접 바르거나 이용하지는 않는다. 보통은 1% 정도를 다른 물질과 섞어 희석하는 것이 보통이다. 천연비누나 천연화장품에 에센셜오일을 첨가할 때는 100g 중량에 약 1g(약 20방울) 정도의 오일을 섞어 사용한다. 유아나 신생아는 어른 사용량의 1/2정도를 사용하는 것이 좋다.

피부타입별 에센셜오일 선택

대부분의 에센셜오일은 무난한 편이라 어느 피부에나 사용이 가능하지만 자신의 피부 타입에 맞는 것을 골라 사용하면 더 높은 효과를 기대할 수 있다. 실제 사용 시에는 별도의 오일별 주의사항을 숙지하고 아로마테라피 전문가와 상담을 하는 것이 좋다.

중성 피부	라벤더, 캐모마일, 네롤리, 로즈, 제라늄, 팔마로사, 로즈우드, 샌달우드, 일랑일랑
지성 피부	베르가못, 사이프러스, 주니퍼베리, 레몬, 시더우드, 라벤더, 클라리세이지, 만다린, 로즈마리, 티트리, 로즈
건성 피부	캐모마일, 제라늄, 재스민, 라벤더, 네롤리, 팔마로사, 로즈, 로즈우드, 샌달우드, 일랑일랑, 파출리
복합성 피부	제라늄, 라벤더, 네롤리, 팔마로사, 로즈우드, 샌달우드
여드름 피부	라벤더, 티트리, 레몬그라스, 주니퍼베리, 사이프러스
모세혈관 확장 피부	캐모마일 저먼, 라벤더, 네롤리, 로즈, 샌달우드
수분 부족 피부	캐모마일, 제라늄, 라벤더, 네롤리, 팔마로사, 로즈, 로즈우드, 샌달우드
노화된 피부	캐롯시드, 캐모마일, 프랭킨센스, 라벤더, 네롤리, 미르, 팔마로사, 펜넬, 파출리, 로즈, 로즈우드, 샌달우드
아토피성	캐모마일, 라벤더, 티트리, 프랭킨센스(지성), 샌달우드(건성)
유아 피부	라벤더, 팔마로사, 제라늄
셀룰라이트 해소	그레이프프루트, 레몬, 주니퍼베리, 사이프러스
손상된 모발	로즈마리, 클라리세이지, 일랑일랑
비듬 관리	로즈마리, 레몬, 티트리, 페퍼민트, 타임

에센셜오일 사용 시 주의사항

- 정확한 사용량을 지킨다.
- 어떤 경우에도 음용해서는 안 된다.
- 어린이의 손에 닿지 않는 곳에 보관한다.
- 희석하지 않은 원액을 피부에 직접 사용하지 않는다. 눈이나 귀에는 특히 직접 사용해서는 안 된다. 단, 벌레에 물렸을 때나 가벼운 화상, 가벼운 상처 등의 응급치료에는 라벤더나 티트리를 소량 사용할 수 있다.
- 레몬, 오렌지, 베르가못, 만다린, 라임, 그레이프프루트, 시트로넬라 등 감귤 계통의 오일들은 피부에 직접 바른 상태로 햇빛에 노출시키지 않는다. 일반적으로 감귤 계통의 오일들은 감광성을 지니고 있으므로 햇빛에 노출될 경우 피부에 자극을 줄 수 있다. 그러나 화장품에 넣어 사용할 때는 대부분 1% 이내로 희석하여 사용하니 크게 걱정하지 않아도 된다.
- 임산부나 노약자, 중증환자의 경우 사용 시 반드시 전문가의 도움을 받아야 한다.

천연화장품 만들기에 사용되는 도구들

가열도구

천연화장품을 만들 때는 일정 온도를 길게 유지할 수 있는 핫플레이트가 가장 유용하지만 때에 따라서는 전자레인지를 활용할 수도 있다. 단 어떤 경우든 직접 불에 닿아 가열하는 직화는 피해야 한다.

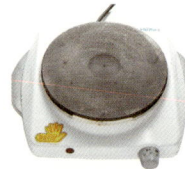

핫플레이트
고른 온도를 유지해 주는 도구. 직접 불꽃이 닿게 하여 데우는 것이 아니라 전기를 열로 변환해 데우는 간접 가열법을 이용하므로 천연화장품을 만들 때 무척 유용하다.

전자레인지
간편하고 안전하게 가열해 주는 도구. 재료를 담은 용기가 전자레인지에 사용할 수 있는 용기인지 반드시 확인하고 사용한다.

측정도구

천연화장품 레시피에는 여러 가지 재료들의 양과 온도 등이 숫자로 나와 있다. 이 숫자는 최적의 상호 효과를 내는 비율이므로 측정이 잘못될 경우 전체적으로 문제가 생길 수 있다.

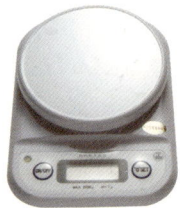 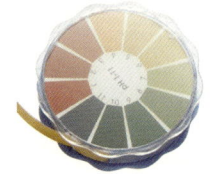 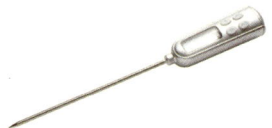

전자저울
1g 단위도 무방하나 가능하면 더 세밀한 0.1g 단위를 권한다. 약간의 무게 차이로도 큰 변화가 일어날 수 있으니 작은 단위가 더 좋다.

pH테스터기(리트머스 시험지)
산성과 중성, 염기성을 측정할 수 있는 도구이다. 재료의 피부 자극 여부를 알 수 있다.

온도계
문구점에서 흔히 볼 수 있는 온도계를 써도 괜찮지만 유리 재질의 온도계는 깨질 염려가 있으니 원형온도계나 디지털 온도계를 이용한다. 디지털 온도계는 온도를 빠르고 정확하게 재 준다.

교반도구

재료를 저어 섞는 도구를 뜻한다. 많은 재료가 골고루 섞이도록 도와 준다.

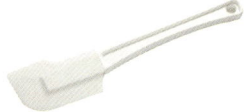 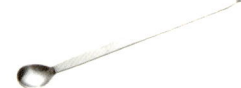 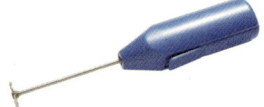

알뜰주걱
재료들을 고루 섞을 때 사용한다. 실리콘 재질이 편리하다.

스틱
재료들이 서로 잘 섞이도록 저어주는 역할을 한다.

미니핸드블렌더
천연화장품 만들기는 주로 작은 양의 작업이므로 미니핸드블렌더가 있으면 유용하다. 재료들을 고루 섞어 주고 빠른 교반이 되도록 돕는다.

계량 및 보관용기

따로 저울을 쓰지 않아도 액체 재료를 큰 분량부터 작은 분량까지 편하게 잴 수 있다.
계량용기는 계량뿐만이 아니라 보관 및 혼합용기로도 사용할 수 있다.

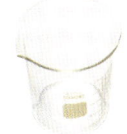

유리 비커
소(150ml), 중(250ml), 대(500ml), 특대(1L) 사이즈로 나뉜다. 유리 비커는 내열성 및 내약품성도 좋다. 충격에 약하므로 뜨겁게 달궈진 상태에서 차가운 것을 붓지 않도록 주의한다.

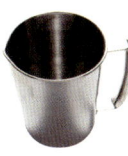

스테인리스 비커
500ml, 1L, 2L 등 다양한 사이즈가 있다. 가열 시 전자레인지에는 넣지 않도록 주의한다.

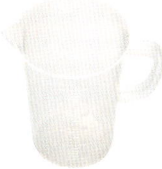

플라스틱 비커
300ml, 600ml, 1L, 2L 등 사이즈가 다양하다. 보통은 투명하므로 유지나 기타 재료를 계량하기 편리하다. 내열, 내화학성이 좋다.

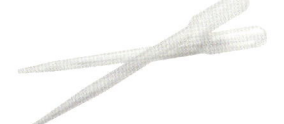

플라스틱 스포이트
소량의 첨가물을 계량할 때 사용한다. 에센셜오일이나 비타민E 등의 계량에 편리하다. 1ml, 3ml 용량이 있다.

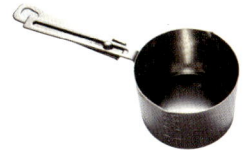

계량스푼
분말이나 파우더, 덩어리진 재료를 계량할 때 유용하다.

소독용구

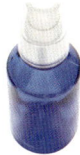

에틸알코올
주로 용기와 도구를 소독할 때 사용하며 에탄올이라고도 불린다. 천연화장품 만들기에 사용되는 알코올은 보통 90~95% 알코올이 사용되나 약국에서 판매하는 순도 70%의 소독용 알코올로도 충분하다.

---

tip 천연화장품 만들기 전 주의사항

- 모든 용기와 도구들은 에틸알코올(에탄올)로 스프레이하여 미리 소독한다.
- 만드는 과정에서 재료나 제품에 손이 닿지 않도록 최대한 주의한다.
- 아로마 에센셜오일은 가능하면 온도가 50도 이하로 내려갈 때 첨가하도록 한다.
- 재료가 수용성인지 지용성인지 항상 구분하는 습관을 지닌다.
- 용기에 제품 명칭, 만든 날짜, 주요 재료나 성분 등을 라벨지에 기입하여 붙인다.
- 제품을 만든 후에는 가능하면 냉장 보관한다.
  단, 크림, 로션 등의 에멀션 제품은 만든 다음 1~2일 정도 지난 후 냉장고에 넣는다.
- 재료를 가열할 때에는 직접 가열을 하지 말고 반드시 전자레인지, 핫플레이트를 사용한다.
  핫플레이트 사용 시에는 낮은 온도에서 가열하되 작업 과정 내내 세심한 주의를 기울여야 한다.
- 전자레인지로 가열 시 금속성의 물체나 도구 등은 절대 사용하지 않는다.
- 물은 반드시 정제수(약국 판매)나 증류수를 사용한다.

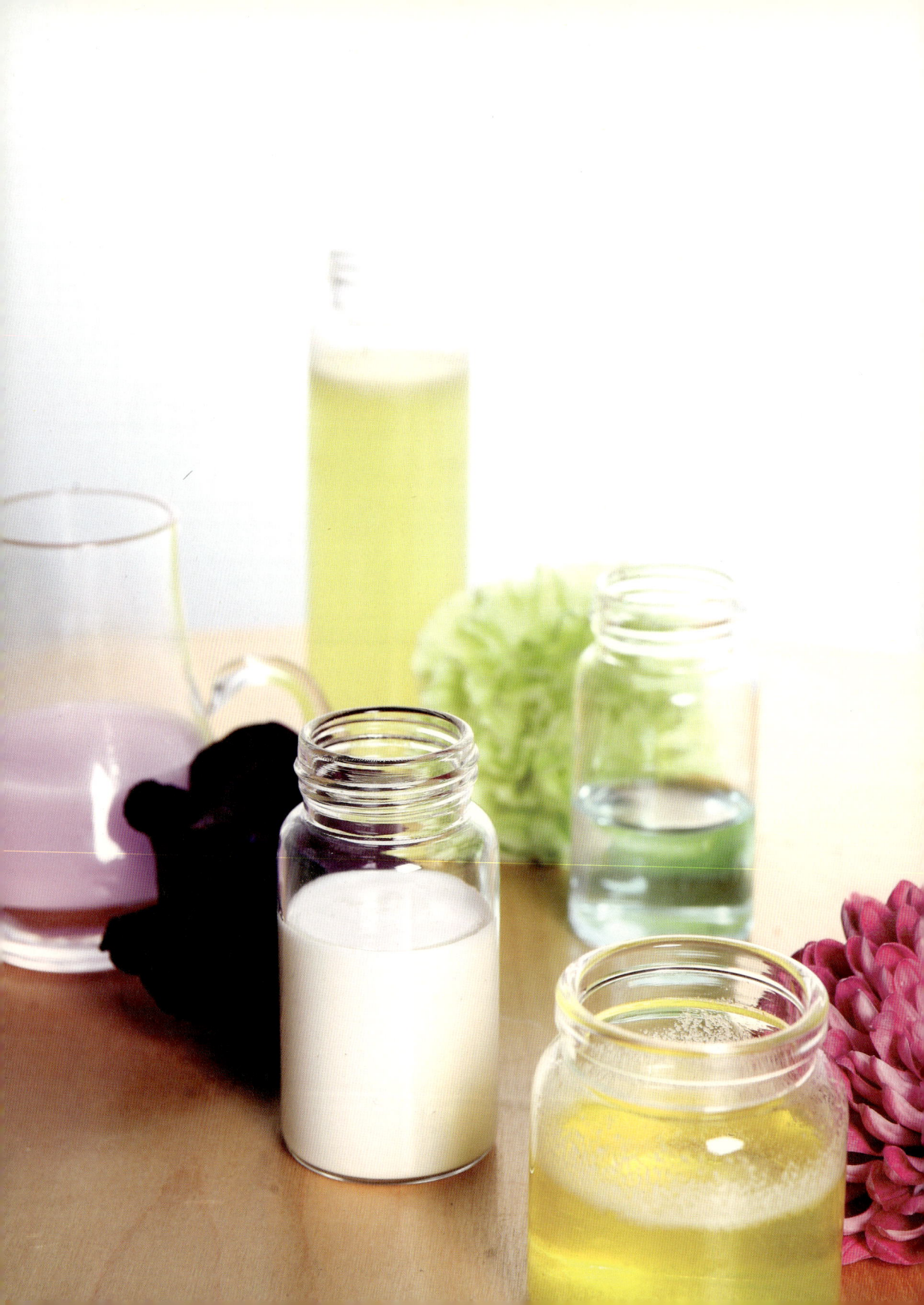

Chapter
02

물을 머금은 촉촉한 피부, 화장수 & 에센스

피부의 유수분 밸런스를 맞추는 첫 단추는 기초화장품이다.
투명하게 빛나는 건강한 피부는 화려한 색조 화장으로도 만들어 낼 수 없는 싱싱한 아름다움이다.
천연 재료로 내 피부에 딱 맞는 화장수와 에센스를 만들어 보자.

천연화장수, 피부에 닿는 첫 물

화장수라고 불리는 스킨토너는 피부를 정돈하고 수분을 공급하는 역할을 한다. 화장수는 피부가 다른 영양분을 받아들일 수 있는 토대를 마련해 주는 가장 중요한 기초제품이다. 피부에 닿는 첫 번째 기초 공사, 스킨에 대하여 알아보자.

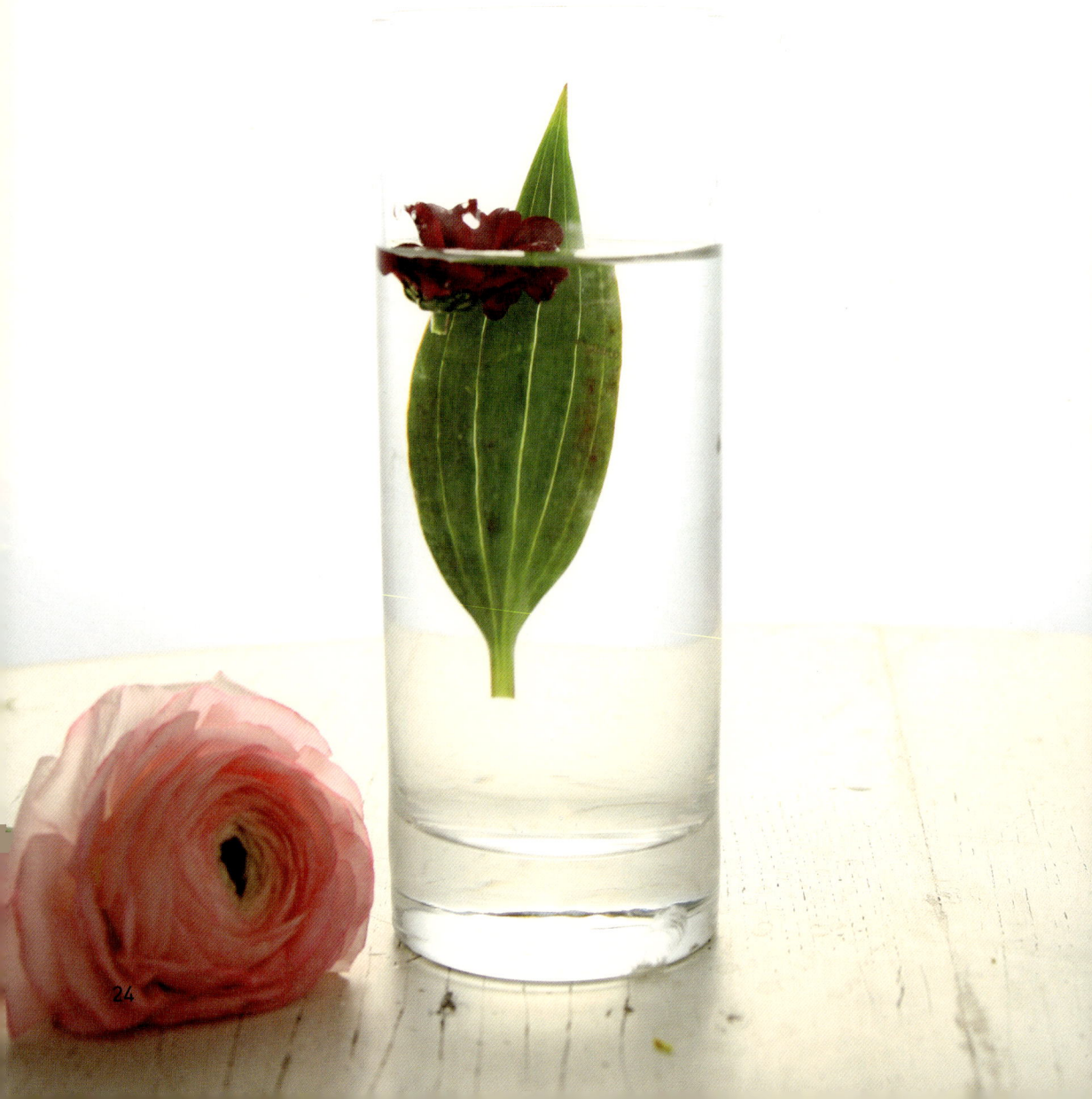

피부에 순한 천연화장수

화장수는 피부의 pH밸런스를 맞추고 세안 후 남은 찌꺼기나 먼지를 제거해 피부를 정돈하는 기능을 한다. 또한 일차적인 보습 작용도 하여 세안 후 늘어진 피부의 탄력을 되찾아 주기도 한다. 보통 일반 화장품에는 사용감을 좋게 하기 위해 서늘한 청량감이 느껴지는 화학물질을 넣는 경우가 많다. 그러나 이런 재료들은 장기적으로 피부에 많은 부담감을 줄 수 있으므로 가급적 사용을 자제하는 게 좋다. 천연화장수는 플로럴워터나 한방재료에서 추출한 추출물, 천연 과일주스, 사과식초, 허브 달인 물 등의 천연 재료를 사용하여 피부에 부담을 주지 않는다.

천연화장수의 배합

천연화장수는 대부분이 수상 성분이며 여기에 매우 소량의 유상 성분이 들어가 있다. 이 두 성분을 섞이게 하는 과정을 가용화(Solubilize)라고 표현하는데 이 과정을 쉽게 설명하자면 유상재료를 가용화제에 녹여서 수상에 섞는 것이다.

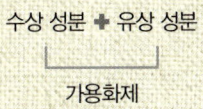

가용화제는 친수성이 높은(HLB가 15이상인) 계면활성제로 솔루빌라이저(Solubilizer)나 밀에서 추출한 바이오솔브(BioSolv)를 이용한다. 가용화제의 사용량은 보통 유상(에센셜오일 포함) 재료의 2~5배다. 자연 상태로 존재하는 대표적인 가용화제 형태는 소량의 유지방과 대부분의 물이 섞여 있는 우유다.

tip 대략적인 스킨의 배합비

스킨	배합비	비고
수상(water)	90~95%	
유상(Oil)	~1%	에센셜오일 포함
가용화제	2~5%	
후 첨가제	1~2%	천연 방부제 포함

천연화장수 레시피 산정 방법

피부는 사람마다 다르므로 남들이 만들어 놓은 레시피를 따라 쓰다 보면 조금씩 불만족스러운 부분이 생기게 마련이다. 이럴 때는 자신의 피부에 맞게 레시피를 수정하거나 아예 새로 창작하는 단계를 밟아 보는 것도 좋다. 의외로 간단한 화장수 레시피 산정법을 공개한다(100g 기준).

1 에센셜오일과 유상재료을 정한다.
2 가용화제를 정한다.
3 나머지를 수상재료로 마무리한다. 정해진 유상재료와 가용화제를 제외한 나머지 분량을 수상재료로 채운다. 이때 보습과 천연 방부제도 고려한다.
4 후 첨가재료를 넣는다.

이렇게 스킨 레시피를 간단히 만들어 보았다. 수상재료와 에센셜오일들은 피부 타입에 맞게 다양한 응용이 가능하다. 천연 방부제를 자몽씨 추출물 사용 시 가능하면 맨 마지막에 첨가물 형태로 넣는 것이 좋다. 수상재료와 섞을 때 수상이 엉기는 제품도 있기 때문이다. 가용화제 분량은 유상재료마다 차이가 생기는데 보통 유상재료의 2~5배를 사용해야 하므로 가능한 유상재료를 최소화할 필요가 있다.

유상재료
에센셜오일 0.5g
 (라벤더 7방울)
 (베르가못 3방울)
비타민E 0.5g

가용화제
바이오솔브 4g

수상재료
정제수 76g
로즈마리 추출물 10g
히알루론산 8g

후 첨가재료
천연 방부제 1g

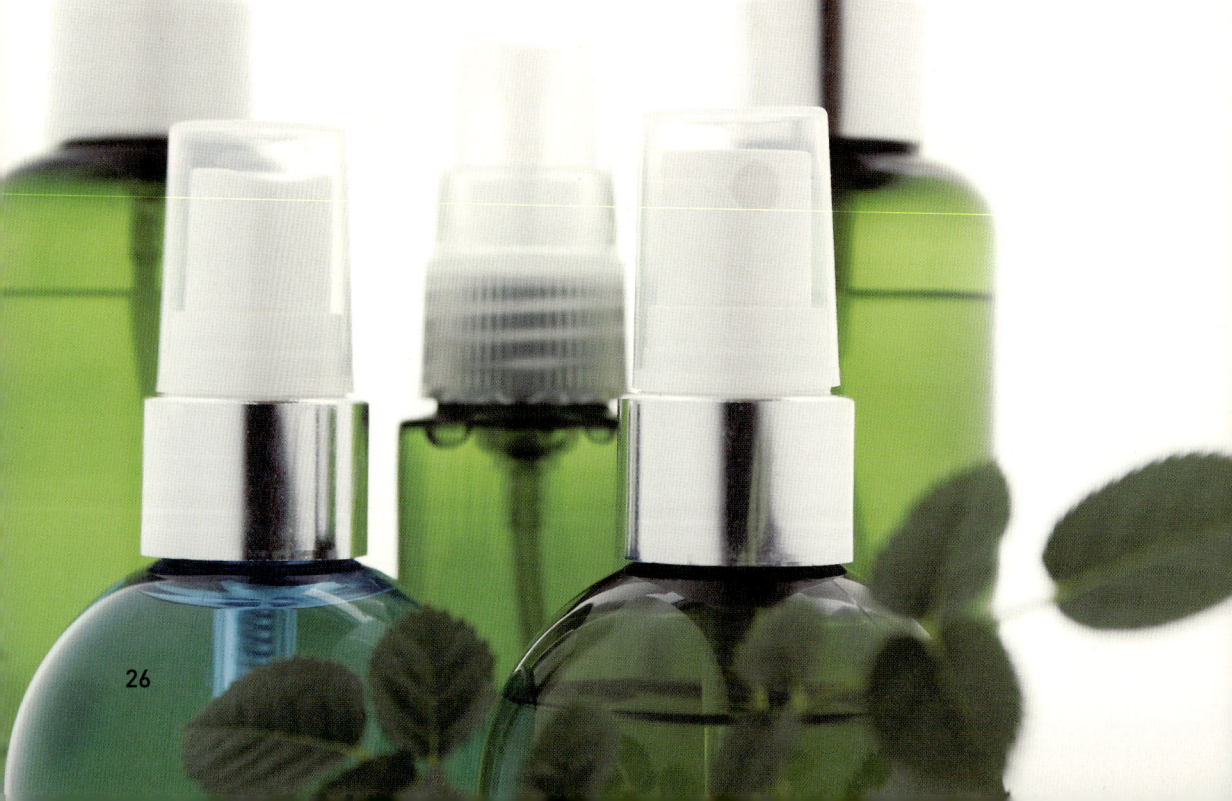

Basic Recipe 천연화장수 만들기

재료 수상재료, 유상재료, 가용화제, 후 첨가재료
도구 유리 비커 2개, 전자저울, 스틱, 스킨 용기, 스프레이

1 비커에 수상재료를 전자저울로 계량하여 넣는다.
2 또 다른 비커에 유상재료(에센셜오일 포함)와 가용화제를 계량하여 고루 섞어 준다.
3 2에 1의 수상재료를 조금씩 부으면서 젓고 후 첨가재료를 넣은 후 다시 저어 준다.
4 미리 소독한 용기에 화장수를 담는다.

가용화제는 유상재료에
먼저 유상재료와 가용화제를 잘 섞은 후 수상재료에 넣어야 한다. 순서가 바뀌면 유상재료와 수상재료가 잘 섞이지 않고 분리될 수 있다.

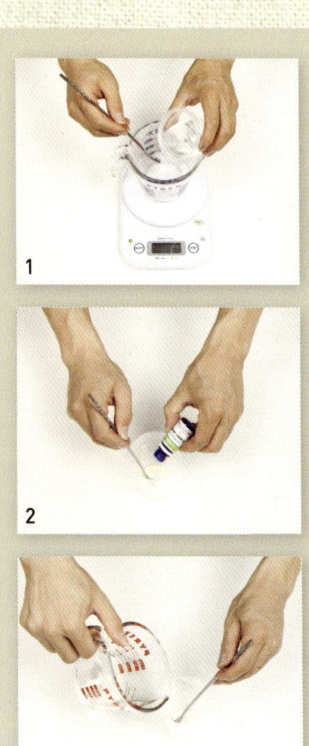

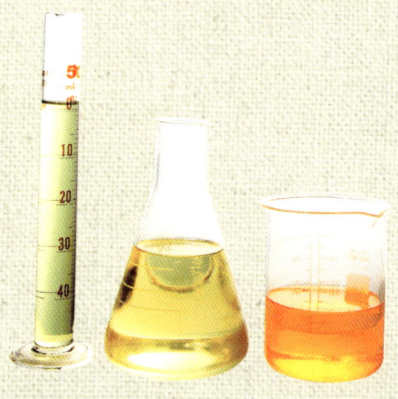

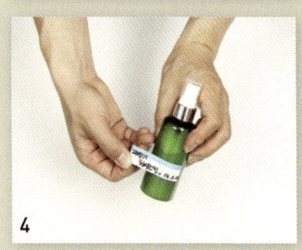

알레르기 피부에 안성맞춤 **황금스킨**

귀금속인 '황금'이 물질적 풍족함을 약속한다면 식물 '황금(黃芩)'은 피부의 풍족한 영양을 약속한다. 뛰어난 염증 완화 작용과 상처 치유 능력을 가진 황금 추출물은 아토피나 여드름, 민감성 피부, 트러블 피부에 특히 좋다.

피부 타입 모든 피부, 여드름 피부, 민감성 피부, 아토피 피부

수상재료
정제수 67g
황금 추출물 10g
카렌둘라 추출물 10g
히알루론산 17g

가용화제
바이오솔브 4g

유상재료
세라마이드 0.5g
라벤더 에센셜오일 8방울
캐모마일 에센셜오일 3방울

후 첨가재료
자몽씨 추출물 1g

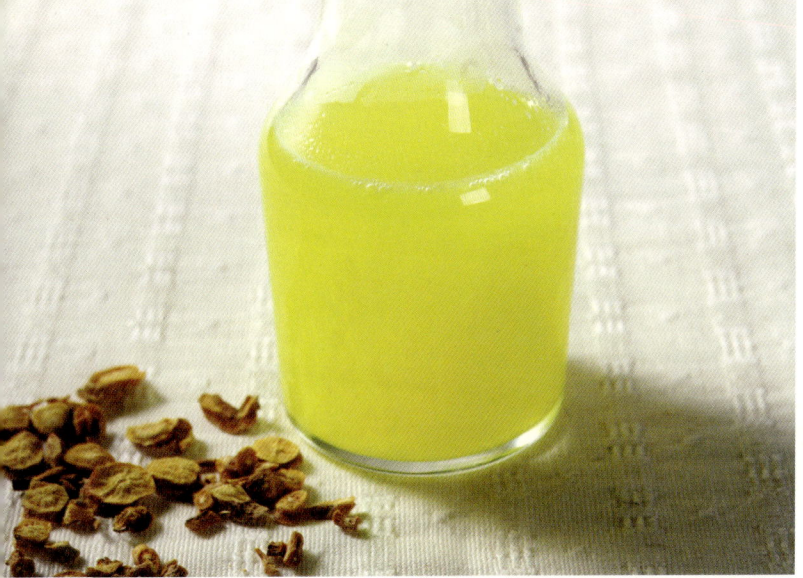

1 비커에 수상재료를 전자저울로 계량하여 넣는다.
2 또 다른 비커에 유상재료와 가용화제를 계량하여 고루 섞는다.
3 2에 1의 수상재료를 조금씩 부으면서 젓고 자몽씨 추출물을 넣은 후 다시 젓는다.
4 미리 소독한 용기에 화장수를 담는다.

트러블엔 황금을
피부 트러블에 탁월한 효과가 있는 황금은 예민한 피부나 염증에 좋다. 아토피나 알레르기로 고생한다면 황금이 들어간 천연화장품을 사용하자.

녹차의 푸르름을 내 피부에 **녹차스킨**

푸르른 녹차 밭의 상쾌함을 담은 스킨.
녹차에 다량 함유된 폴리페놀과 카테킨은 녹차 밭에서 솟아오르는
새 잎처럼 우리 피부를 건강하고 생동감 넘치게 한다.

피부 타입 모든 피부, 여드름 피부, 건성 피부

1 비커에 수상재료를 전자저울로 계량하여 넣는다.
2 또 다른 비커에 유상재료와 가용화제를 계량하여 고루 섞는다.
3 2에 1의 수상재료를 조금씩 부으면서 젓고 천연 방부제를 넣은 후 다시 젓는다.
4 미리 소독한 용기에 화장수를 담는다.

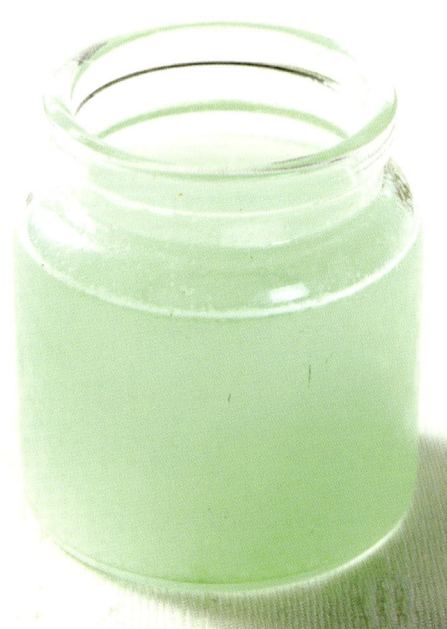

수상재료
녹차 우린 물 67g
수세미 추출물 20g
히알루론산 7g

가용화제
바이오솔브 4g

유상재료
녹차씨오일 0.5g
라벤더 에센셜오일 6방울
베르가못 에센셜오일 2방울
제라늄 에센셜오일 2방울

후 첨가재료
천연 방부제 1g

 피부에 해가 없는 천연 방부제
천연 방부제는 자몽씨 추출물, 한방방부제, 멀티나트로틱스, 레블린천연 방부제 등을 사용하여
총량의 약 1~2% 내외를 첨가한다. 천연 방부제를 사용한 제품은 냉장고에 보관하면 6개월 정도 쓸 수 있다.
여름철에 상온 보관을 한다면 2개월 이내에 사용하는 게 좋다.

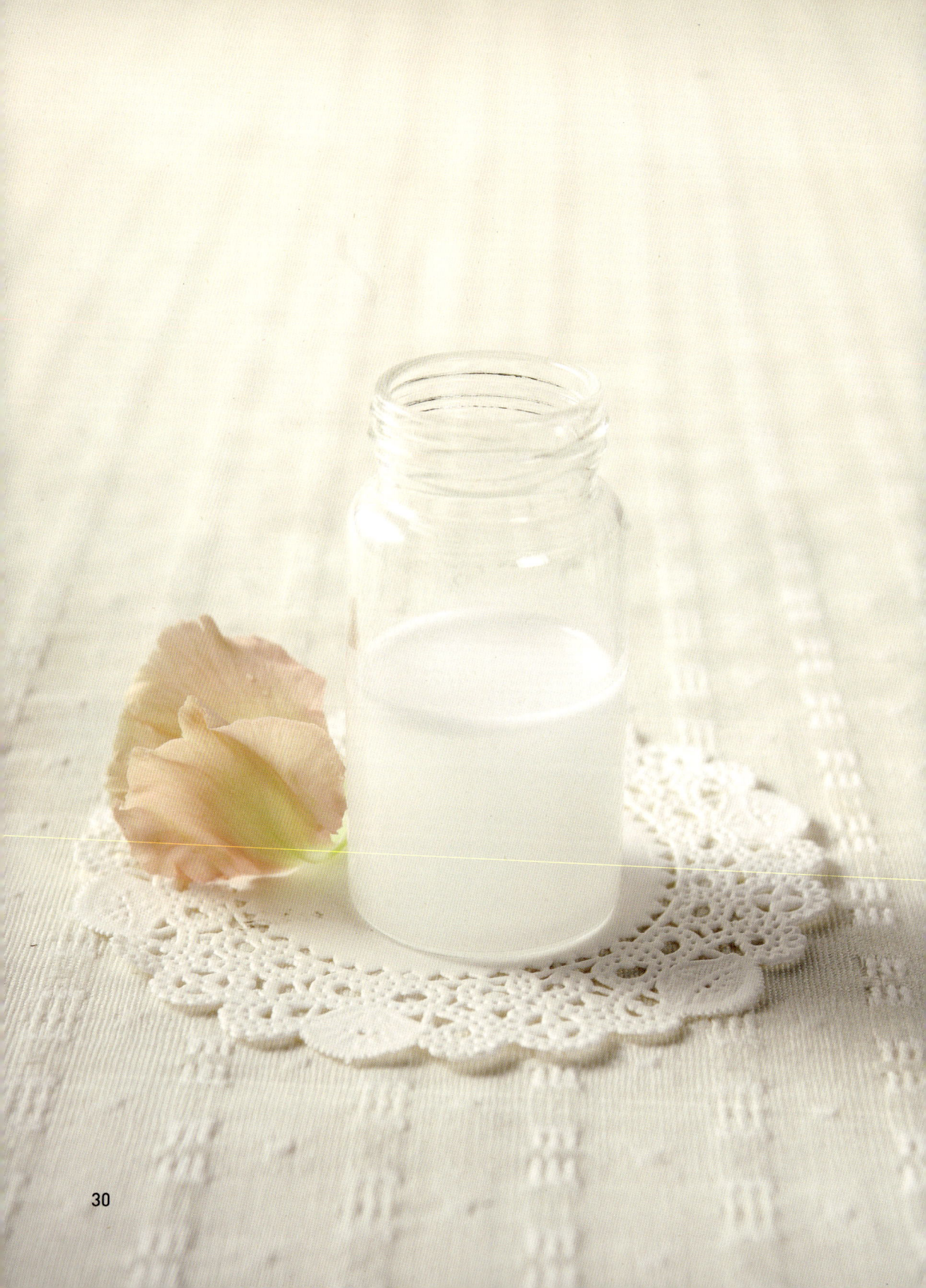

하루종일 촉촉함이 느껴지는 백년초스킨

백년초 선인장에서 추출한 모이스틴 성분은 탁월한 보습 능력으로 유명하다.
여기에 자기 무게의 2천 배에 달하는 수분을 저장한다는 수분 창고 히알루론산을 첨가한다면 계절에 상관없이 하루 종일 촉촉하고 윤기 있는 피부를 가질 수 있다.

피부 타입 모든 피부, 건성 피부

수상재료
정제수 72g
백년초 추출물 10g
소듐PCA 6g
히알루론산 7g

유상재료
비타민E 0.5g
라벤더 에센셜오일 6방울
팔마로사 에센셜오일 4방울

가용화제
바이오솔브 4g

후 첨가재료
천연 방부제 1g

1 비커에 수상재료를 전자저울로 계량하여 넣는다.
2 또 다른 비커에 유상재료와 가용화제를 계량하여 고루 섞는다.
3 2에 1의 수상재료를 조금씩 부으면서 젓고 천연 방부제를 넣은 후 다시 젓는다.
4 미리 소독한 용기에 화장수를 담는다.

정제수 대신 쓸 수 있는 백년초 줄기 추출액
백년초 선인장 줄기를 잘라 사이더에 담그면 보라색의 액체로 변하는데 레시피 중 정제수의 일부분을 이것으로 대체해도 된다.
폴리솔베이트가 굳어지는 경우 유상과 수상을 약한 온도로 데워서 섞는다.

번들거리는 지성 피부를 뽀득하게 주니퍼베리스킨

주니퍼베리는 왕성한 호르몬 분비로 늘 번들거리는 피부를
말끔하게 청소하고 깨끗하게 가꾸어 준다.
녹차, 마치현, 판테놀은 피부 자극을 줄여 여드름 상처 자극을 최소화한다.

피부 타입 지성 피부, 지루성 피부, 청소년 여드름 피부

수상재료
정제수 45g
녹차 추출물 22g
마치현 추출물 20g
판테놀 5g
히알루론산 5g

유상재료
보리지오일 0.5g
주니퍼베리 에센셜오일 6방울
베르가못 에센셜오일 2방울
제라늄 에센셜오일 2방울

가용화제
바이오솔브 3g

후 첨가재료
천연 방부제 1g

1 비커에 수상재료를 전자저울로 계량하여 넣는다.
2 또 다른 비커에 유상재료와 가용화제를 계량하여 고루 섞는다.
3 2에 1의 수상재료를 조금씩 부으면서 젓고 천연 방부제를 넣은 후 다시 젓는다.
4 미리 소독한 용기에 화장수를 담는다.

청소년기 여드름을 없애려면

청소년기의 여드름은 청춘의 심벌이라지만, 당사자 입장에서는 보통 스트레스가 아니다.
이 시기에 관리를 소홀히 하면 평생 귤껍질 피부가 될 수도 있으니 주의!
우선 여드름이 생기면 맨손으로 짜지 않는 것이 포인트다. 그냥 짰다가는 자국이 남을 수 있기 때문.
더불어 자극 없는 순한 비누와 피지를 잘 관리해 주는 스킨과 로션을 발라 준다.

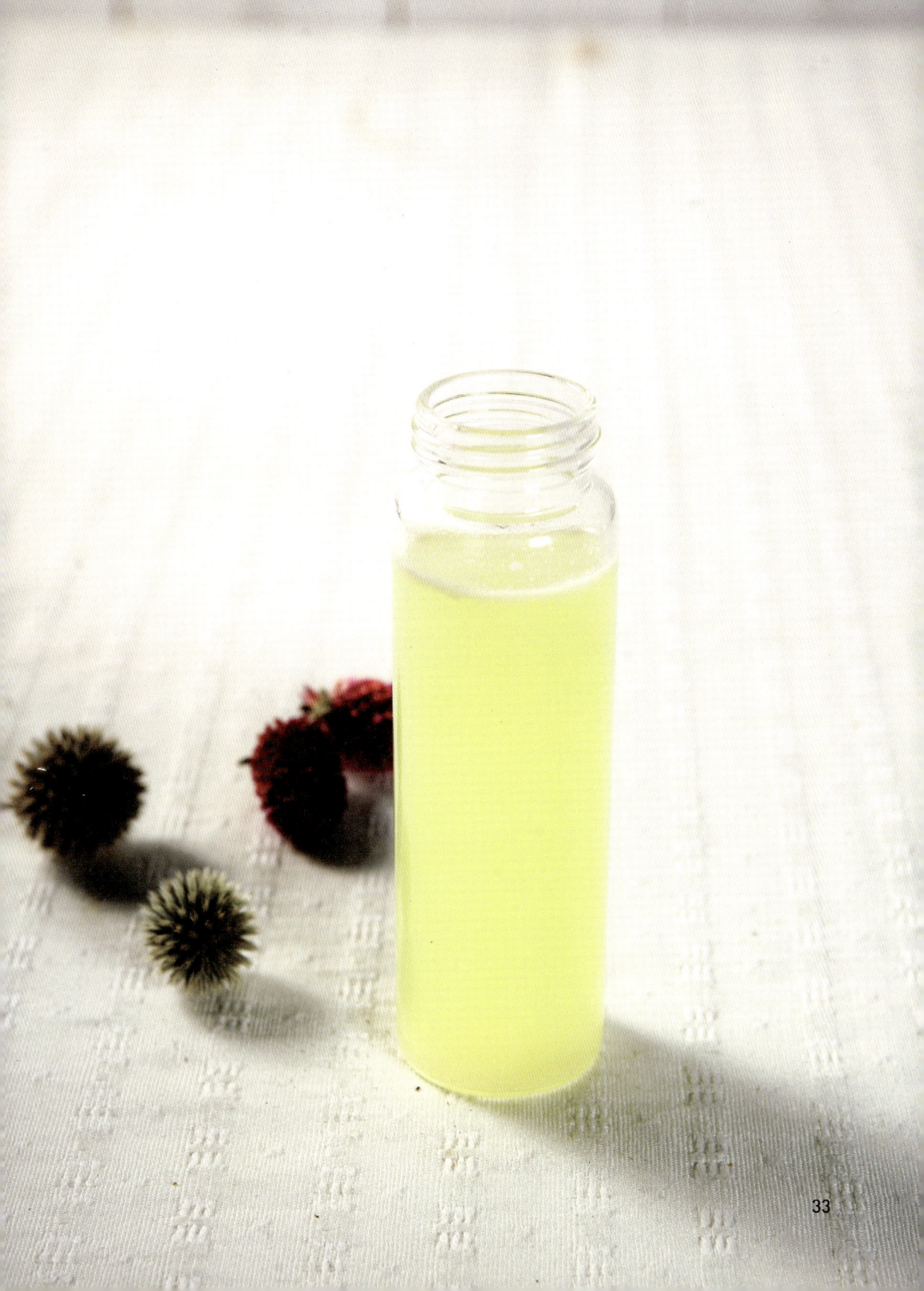

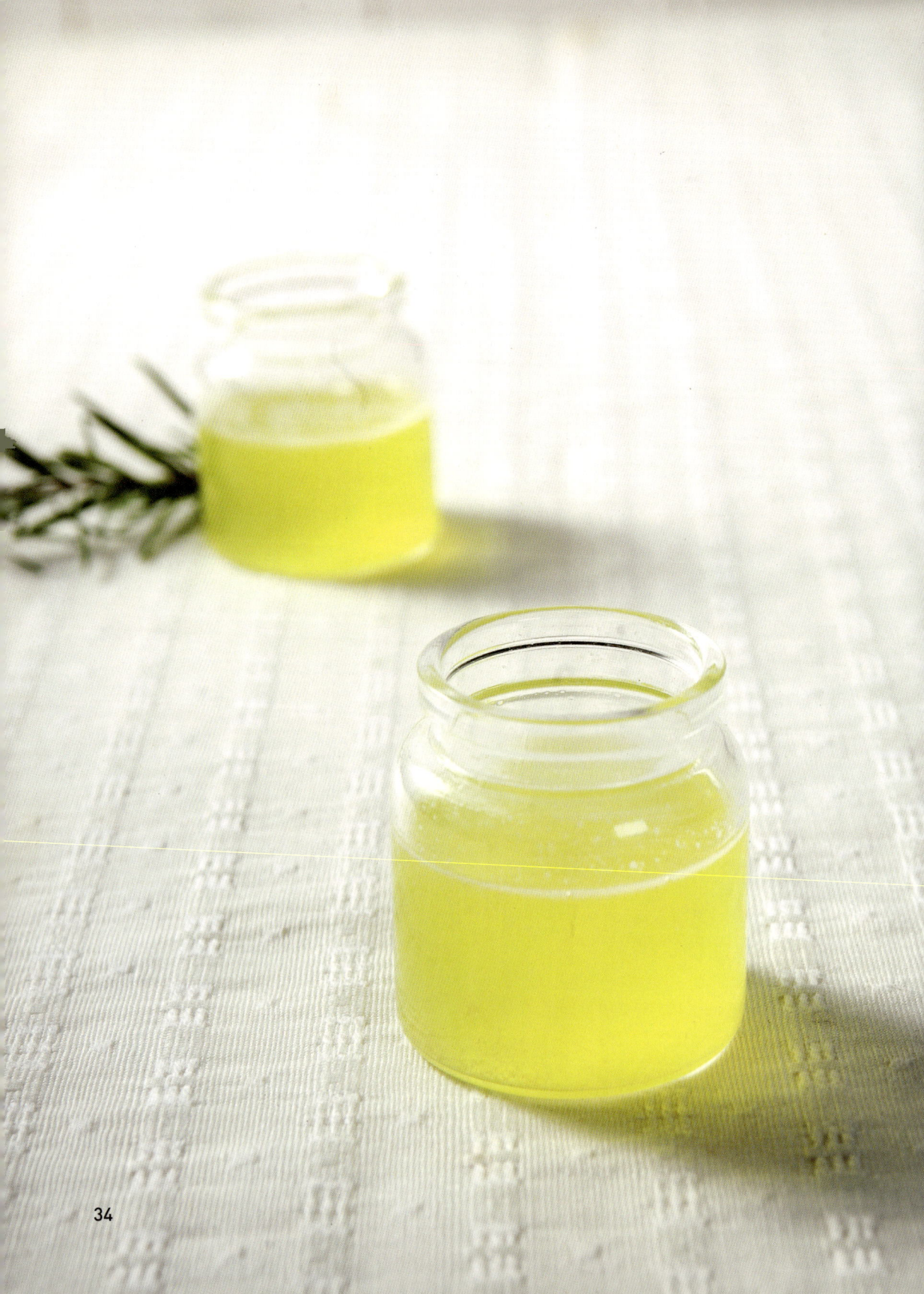

늘어진 피부를 탱탱하게 로즈마리스킨

EGF(Epidermal Growth Factor) 나노좀은 피부 세포 재생을 도와 노화 방지, 주름 제거, 탄력 강화에 매우 뛰어난 작용을 한다.
로즈마리 추출물은 예로부터 피부를 젊고 싱싱하게 만들어 주는 비법으로 알려져 있다.

피부 타입 모든 피부

1 비커에 수상재료를 전자저울로 계량하여 넣는다.
2 또 다른 비커에 유상재료와 가용화제를 계량하여 고루 섞는다.
3 2에 1의 수상재료를 조금씩 부으면서 젓고, 천연 방부제를 넣은 후 다시 젓는다.
4 미리 소독한 용기에 화장수를 담는다.

수상재료
정제수 40g
로즈마리워터 37g
EGF나노좀 5g
식물성콜라겐 8g
히알루론산 7g

유상재료
아르간오일 0.5g
라벤더 에센셜오일 6방울
로즈마리 에센셜오일 4방울
로즈우드 에센셜오일 2방울

가용화제
바이오솔브 3g

후 첨가재료
천연 방부제 1g

 시간을 붙드는 로즈마리

로즈마리 허브는 오래전부터 여성의 피부를 젊게 되돌려 주는 재료로 알려져 있는데,
아마도 이는 로즈마리가 지닌 항산화 성분에 기인한 듯하다.
항산화 성분은 노화를 방지하는 성분이므로 장기적으로 사용하면 주름을 예방할 수 있다.

에센스, 자연의 정수를 담다

기초화장품을 고를 때 가장 고민하는 품목이 바로 에센스.
천연 재료를 듬뿍 담은 에센스는 거친 피부를 부드럽게 감싸
촉촉한 피부로 바꾸어 주는 일등공신이다.

피부를 살리는 한 방울의 에센스

미용액, 콘센트레이션 또는 세럼(serum)으로 불리는 에센스는 피부에 가장 효과적으로 수분을 공급한다. 더불어 노화 억제 작용을 하는 고농축의 성분을 함유하여 피부에 영양 물질을 공급하는 역할도 담당한다. 에센스의 시작은 강력한 보습이었다. 스킨으로는 부족한 수분을 보충하는 역할을 하는 것. 하지만 점차 기능성 화장품으로 변모하기 시작했고 현재는 고농축의 보습과 함께 영양 공급, 노화 억제, 미백 기능 및 자외선 차단, 세포 활성 등의 고기능성 기초화장품으로 진화하고 있다.

젤 형태의 에센스가 좋은 이유

에센스는 크게 스킨타입, 에멀션타입, 젤타입 등으로 구분할 수 있다. 에센스의 주기능은 보습과 피부 보호에 있으므로 스킨이나 젤(Gel)처럼 수분을 충분히 공급해 주는 형태가 좋다. 젤은 다량의 수분을 함유하고 있어 보습 작용이 뛰어나며 혈액순환을 촉진하고 청량감을 부여한다. 수상 젤의 경우 사용감이 촉촉하고 산뜻해 여름철 및 지성 피부 제품에 사용되고 유분을 다량 함유한 유성젤은 피부에 영양을 공급하고 건조함을 방지해 겨울철 및 건성 피부에 사용된다.

tip 에센스와 젤의 배합비

에센스	배합비	비고
수상(water)	85~90%	
유상(Oil)	2~10%	
점증제(+가용화제)	2~5%	가용화제 포함
후 첨가제	1~2%	에센셜오일 포함

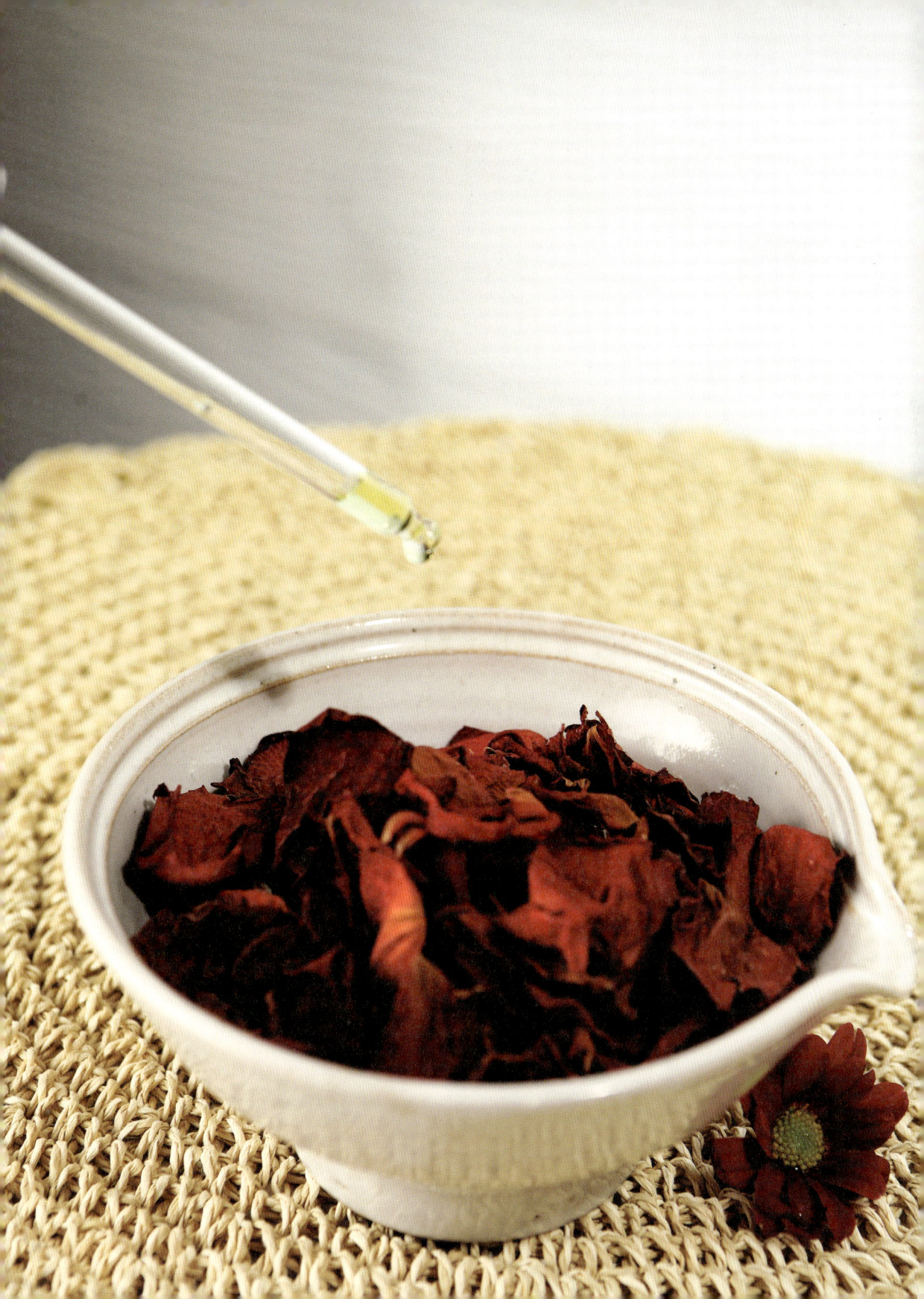

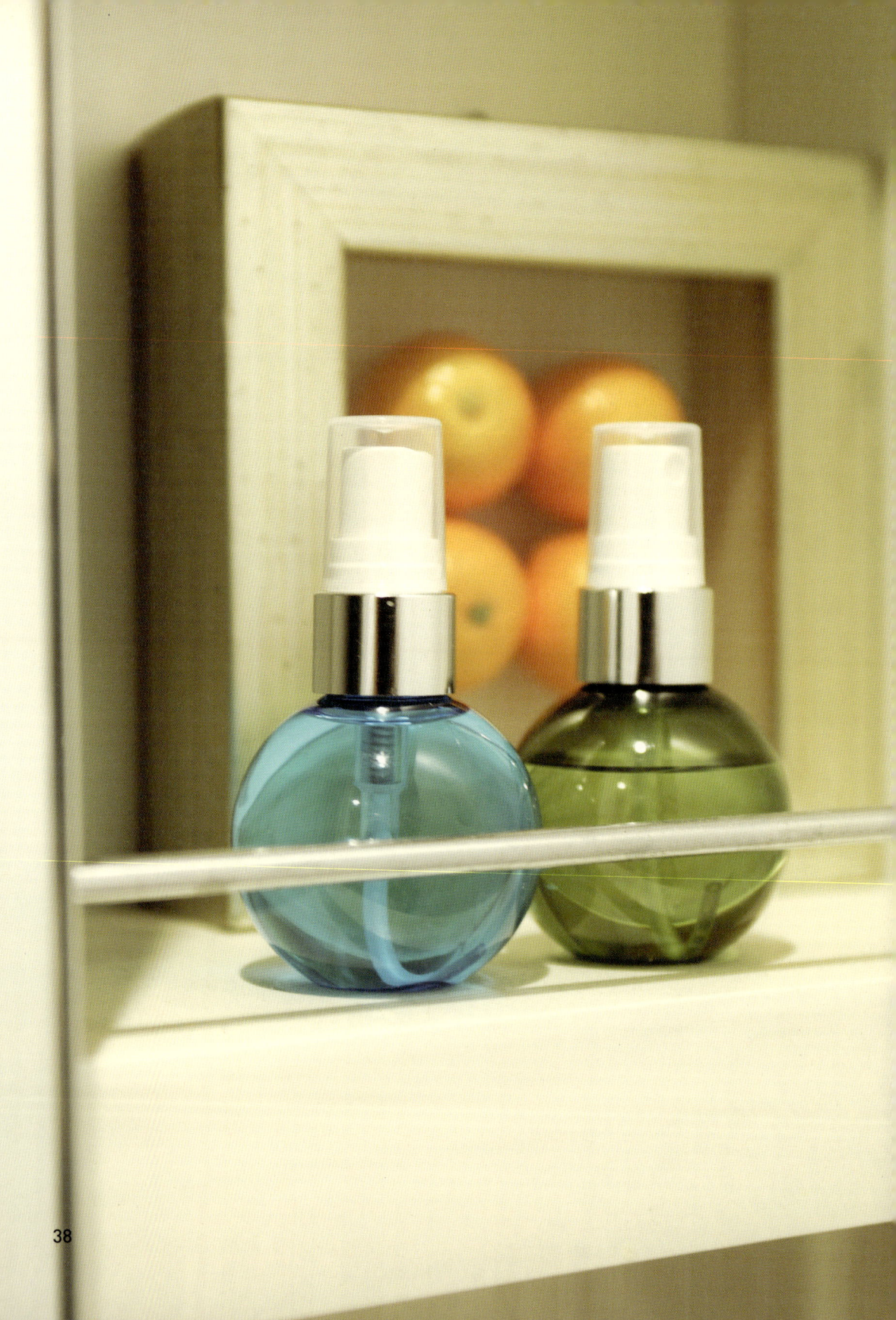

Basic Recipe 에센스&젤 만들기

이 책에 소개된 에센스는 모두 100g을 기준으로 두고 레시피를 작성했다. 양을 줄이고 싶다면 레시피의 모든 수치를 반으로 줄여 그대로 만들면 된다. 자몽씨 추출물을 수상재료에 첨가하면 엉길 수 있으므로 마지막에 넣는다. 기타 방부제는 수상과 유상의 특성에 따라 첨가하면 된다.

재료 수상재료, 유상재료, 점증제, 가용화제, 후 첨가제(100g)
도구 유리 비커 250ml 2개, 핫플레이트, 알뜰주걱, 온도계, 스틱, 에센스 용기, 스티커

1 유리 비커에 수상재료를 계량한다.
2 또 다른 유리 비커에 유상재료와 점증제를 계량하여 고루 섞는다.
3 2에 1을 서서히 부으면서 균일한 상태가 되도록 계속 젓는다.
   필요에 따라 미니핸드블렌더를 사용하면 빠르게 진행된다.
4 미리 소독한 용기에 담아 냉장고에 보관하며 사용한다.

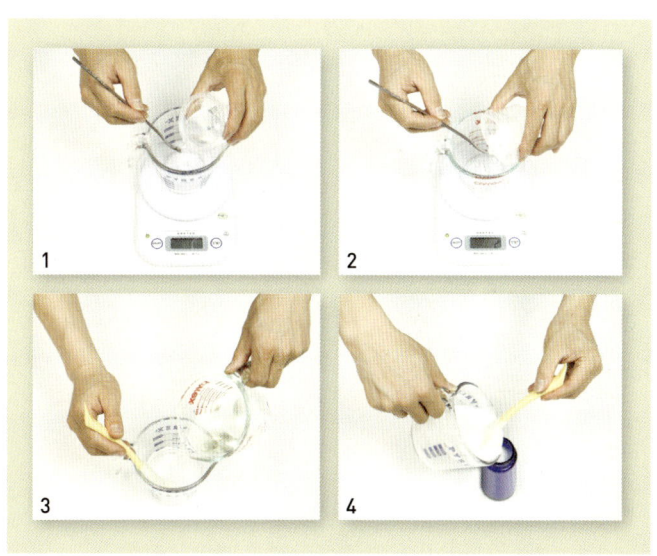

잔주름을 단번에 잡다 EGF탄력에센스

휴먼올리고펩타이드라는 어려운 이름으로도 불리는 EGF는
피부 세포의 재생을 돕는 성분이다. 피부에 탄력을 선사하고
주름을 효과적으로 개선해 주는 신재료 EGF, 이제 피부에 발라 보자.

피부 타입 모든 피부

1. 유리 비커에 수상재료를 계량한다.
2. 또 다른 유리 비커에 유상재료와 점증제를 계량하여 고루 섞는다.
3. 2에 1을 서서히 부으면서 균일한 상태가 되도록 계속 젓는다.
   필요에 따라 미니핸드블렌더를 사용하면 빠르게 진행된다.
4. 미리 소독한 용기에 담아 냉장고에 보관하며 사용한다.

EGF 성분은 10%까지 배합 가능

각광받는 기능성 재료인 EGF 성분은 화장품에 적어도 3~10% 정도로 배합되어야
피부 탄력에 도움을 주지만 가격이 높아 시판 화장품에도 적은 양으로만 들어간다.
이 레시피에는 EGF 성분이 10% 정도 들어가 여타 화장품보다 기능성이 높다.
이 책에 사용되는 EGF는 1ppm 성분을 기준으로 작성했다.

수상재료
로즈플로럴워터 44g
EGF나노좀 10g
식물성 플라센타 10g
캐비어 추출물 10g
리피듀어PMB 0.5g
소듐PCA 8g
히알루론산 10g
아데노좀 3g

유상재료
아르간오일 1g
로즈힙오일 1g
비타민E 1g
라벤더 에센셜오일 5방울
로즈 에센셜오일 5방울
프랭킨센스 에센셜오일 3방울

점증제
RMA 1g

가용화제
바이오솔브 1g

후 첨가재료
천연 방부제 1g

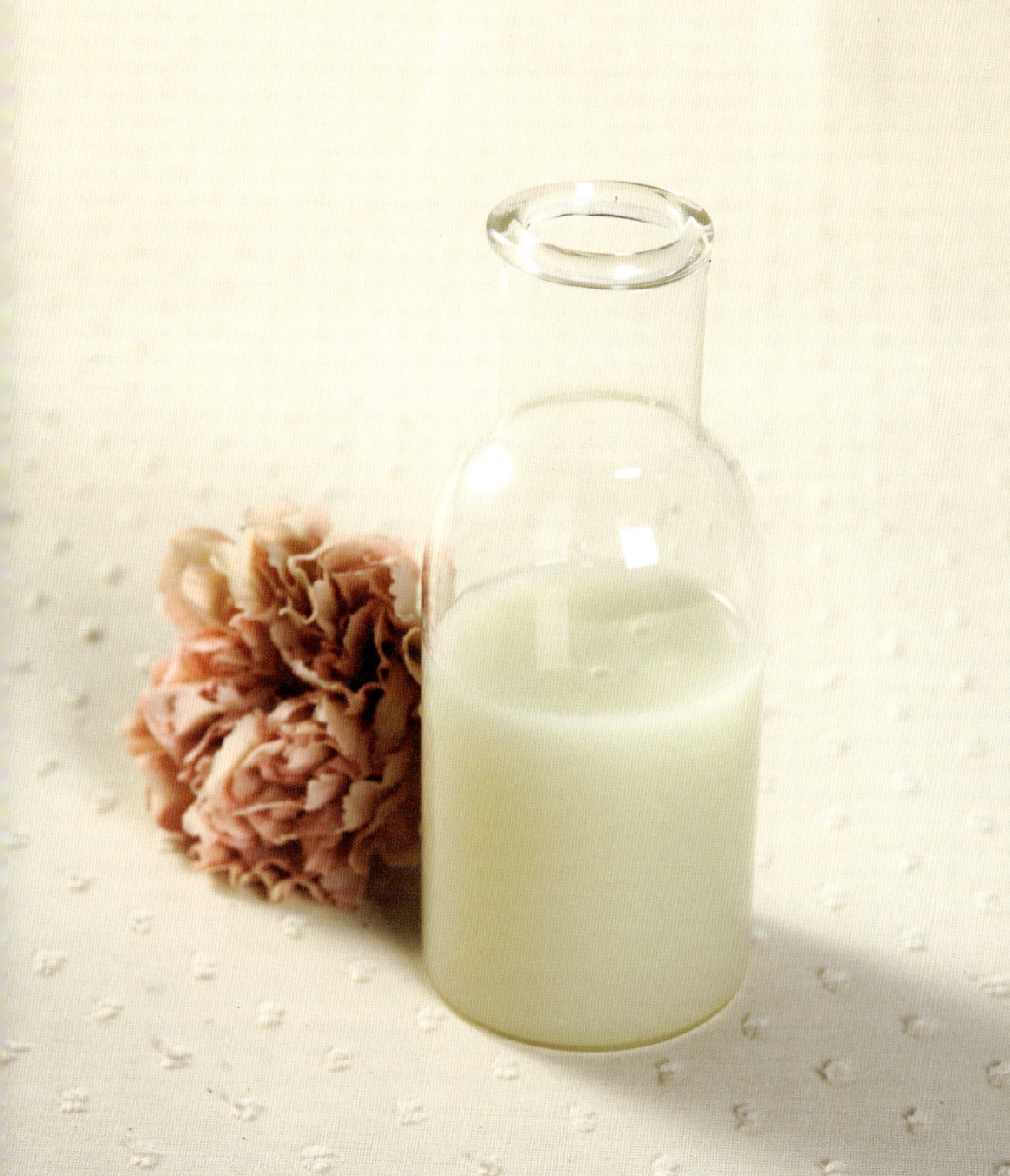

햇빛에 지친 피부가 즐기는 상큼한 휴식 시간 라벤더수딩젤

허브의 여왕 라벤더는 수많은 효과 중에서도 화상이나 문제성 피부를 가라앉히는 진정(Soothing)능력이 가장 뛰어난 재료다. 밤샘 작업으로 지친 피부나 자외선에 심하게 노출된 피부, 한여름 뜨거운 기운에 후끈 달아오른 피부를 가라앉히고 싶다면 라벤더수딩젤이 특효약.

피부 타입 모든 피부, 민감성 피부, 여드름 피부, 썬번(Sun Burn), 지친 피부

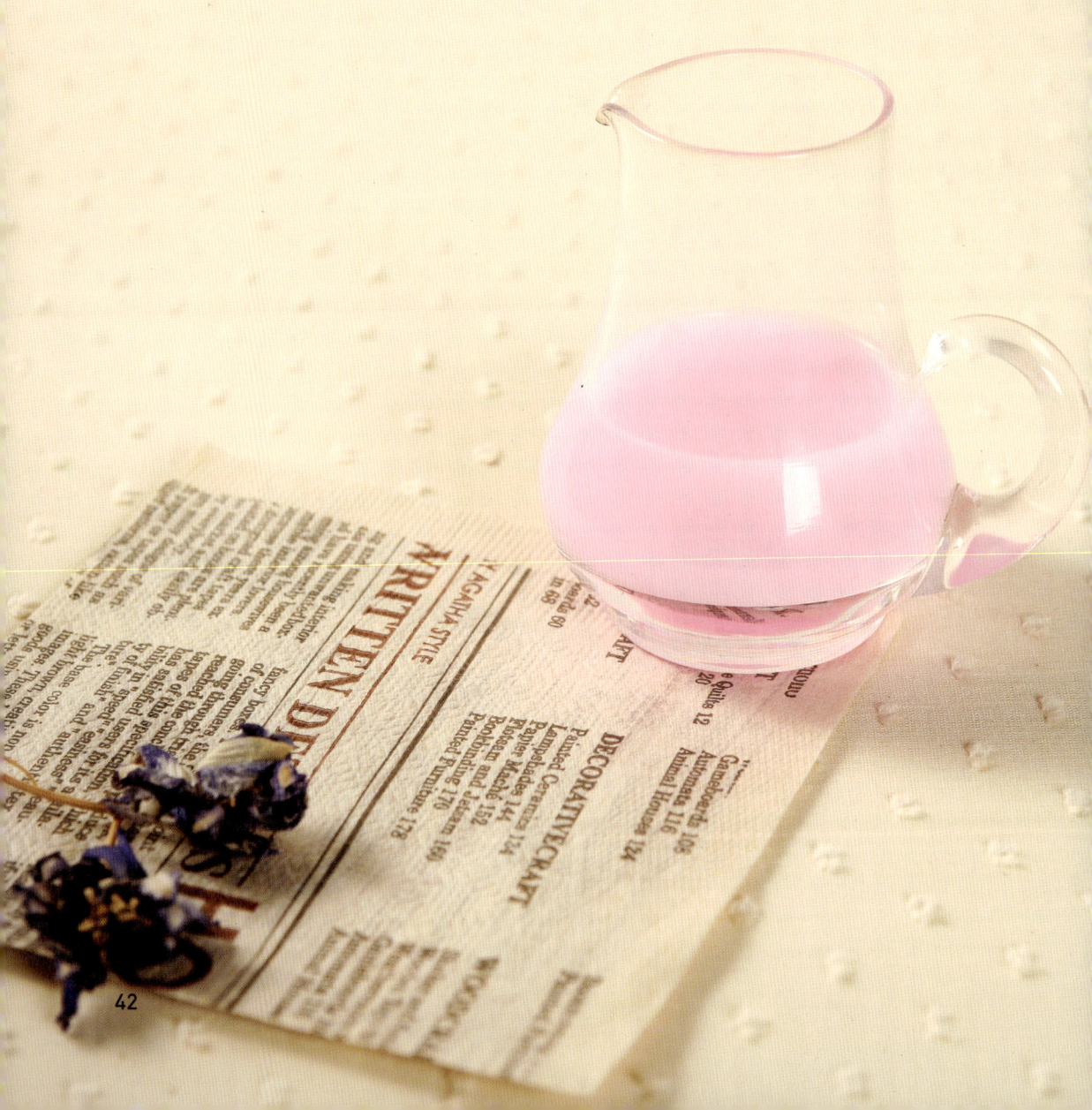

수상재료
라벤더워터 40g
녹차 추출물 20g
카렌둘라 추출물 17g
알로에베라쥬스 10g
히알루론산 7g

유상재료
카렌둘라오일 1g
보리지오일 1g
비타민E 1g
라벤더 에센셜오일 10방울
제라늄 에센셜오일 5방울
스피아민트 에센셜오일 3방울

점증제
RMA 1g

가용화제
올리브리퀴드 1g

후 첨가재료
천연 방부제 1g

---

1 유리 비커에 수상재료를 계량한다.
2 또 다른 유리 비커에 유상재료와 점증제를 계량하여 고루 섞는다.
3 2에 1을 서서히 부으면서 균일한 상태가 되도록 계속 젓는다.
   필요에 따라 미니핸드블렌더를 사용하면 빠르게 진행된다.
4 미리 소독한 용기에 담아 냉장고에 보관하며 사용한다.

햇볕에 그을린 피부는 얼음과 젤로 열을 내려야
여름철 자외선에 노출되어 붉게 탄 피부는 차가운 물이나 얼음을 이용하여
피부의 열을 내려주는 게 최우선적 처방. 어느 정도 열이 내려가면 피부를 진정시키는 젤을 바른다.
알로에, 라벤더, 카렌둘라, 녹차로 만든 젤은 피부 표면을 시원하게 만들면서 진정 효과를 준다.

여드름, 아토피, 문제 피부 해결사 알로에수분크림

여름철 번지르르한 유분감이 싫다면 알로에베라젤을 이용한 촉촉한 수분크림이 답이다.
가볍고 산뜻한 질감의 수분크림은 공급된 수분을 오래 붙잡아 두는 효과까지 있어
여름철 크림으로 제격이다. 건성 피부는 로션 바르기 전 단계에 사용하면 더욱 좋다.

피부 타입 모든 피부, 건성 피부, 여름철 사용

1. 유리 비커에 수상재료를 계량한다.
2. 또 다른 유리 비커에 유상재료와 점증제를 계량하여 고루 섞는다.
3. 2에 1을 서서히 부으면서 균일한 상태가 되도록 계속 젓는다.
   필요에 따라 미니핸드블렌더를 사용하면 빠르게 진행된다.
4. 미리 소독한 용기에 담아 냉장고에 보관하며 사용한다.

알로에베라젤을 넣을 때는 점도 주의
알로에베라젤은 점도가 높으므로 수상재료와 잘 섞이지 않을 수 있다.
이럴 때는 수상재료의 점도를 높여 알로에베라젤과 맞추면 두 재료가 쉽게 섞인다.

수상재료	유상재료
알로에베라젤 37g	세라마이드 1g
위치해이즐워터 20g	밍크오일 1g
카렌둘라 추출물 10g	비타민E 1g
베타글루칸 10g	라벤더 에센셜오일 10방울
판테놀 6g	티트리 에센셜오일 7방울
히알루론산 10g	캐모마일 에센셜오일 5방울

점증제	후 첨가재료
RMA 2g	천연 방부제 1g

가용화제
올리브리퀴드 1g

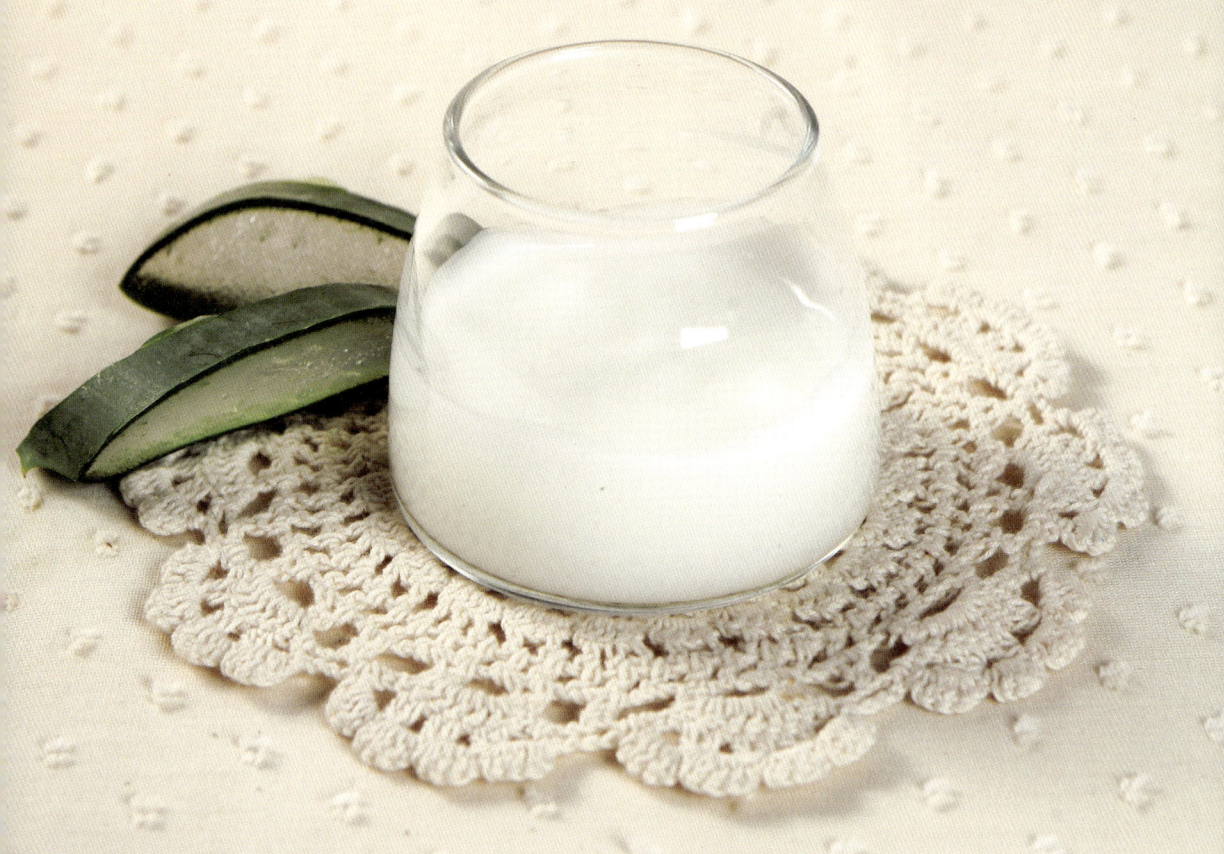

여자를 위한 붉은 에너지 석류에센스

미녀는 석류를 좋아한다는 광고가 나왔을 만큼 석류는 여성과 가까운 과일이다. '식물성 여성호르몬'이라 불리는 이소플라본을 다량 함유하고 있는 석류는 여성을 더욱 아름답게 가꾸어 주는 동시에 피부 탄력도 높여 준다.

피부 타입 모든 피부

수상재료
로즈플로럴워터 45g
석류 추출물 17g
홍삼발효 추출물 10g
병풀 추출물 10g
리피듀어PMB 0.5g
히알루론산 10g

점증제
RMA 1g

가용화제
올리브리퀴드 2g

유상재료
햄프씨드오일 1g
밍크오일 1g
비타민E 1g
라벤더 에센셜오일 6방울
로즈우드 에센셜오일 4방울
로즈 에센셜오일 3방울

후 첨가재료
자몽씨 추출물 1g

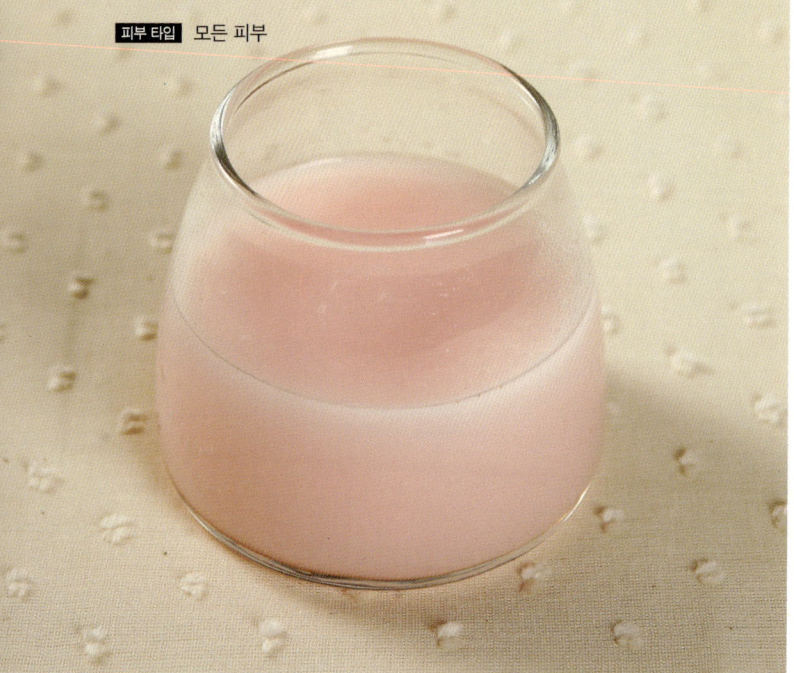

1 유리 비커에 수상재료를 계량한다.
2 또 다른 유리 비커에 유상재료와 점증제를 계량하여 고루 섞는다.
3 2에 1을 서서히 부으면서 균일한 상태가 되도록 계속 젓는다.
   필요에 따라 미니핸드블렌더를 사용하면 빠르게 진행된다.
4 미리 소독한 용기에 담아 냉장고에 보관하며 사용한다.

에센스의 농도를 맞추려면
에센스의 점도가 묽을 경우, 점증제인 RMA를 조금 더 첨가해 잘 섞으면서 원하는 농도를 맞추면 된다.

여성의 자존심을 세우다 푸에라리아볼륨업에센스

태국 북부 산악지역에 자생하는 콩과 식물인 푸에라리아에는 식물성 여성호르몬이라 불리는 이소플라본보다 더 강력한 미로에스테롤이라는 성분이 들어 있다. 이 성분은 피부 탄력을 높이는 효과가 있어 가슴 확대 및 힙업 제품으로 활용되며 많은 여성에게 사랑받고 있다.

피부 타입 여성 전용, 힙업, 볼륨업

1 유리 비커에 수상재료를 계량한다.
2 또 다른 유리 비커에 유상재료와 점증제를 계량하여 고루 섞는다.
3 2에 1을 서서히 부으면서 균일한 상태가 되도록 계속 젓는다.
  필요에 따라 미니핸드블렌더를 사용하면 빠르게 진행된다.
4 미리 소독한 용기에 담아 냉장고에 보관하며 사용한다.

점도증진제의 사용법
점도증진제 RMA의 배합비가 0.5%이내인 경우는 에센스, 1% 인 경우는 로션, 2%인 경우는 크림처럼 만들어진다. RMA의 배합비에 따라 원하는 형태에 맞는 점도로 만들 수 있다.

수상재료
푸에라리아 추출물 57g
석류 추출물 20g
식물성 플라센타 10g
히알루론산 7g

점증제
RMA 2g

가용화제
올리브리퀴드 1g

유상재료
올리브스쿠알란 1g
비타민E 1g
제라늄 에센셜오일 10방울
로즈 에센셜오일 5방울

후 첨가재료
천연 방부제 1g

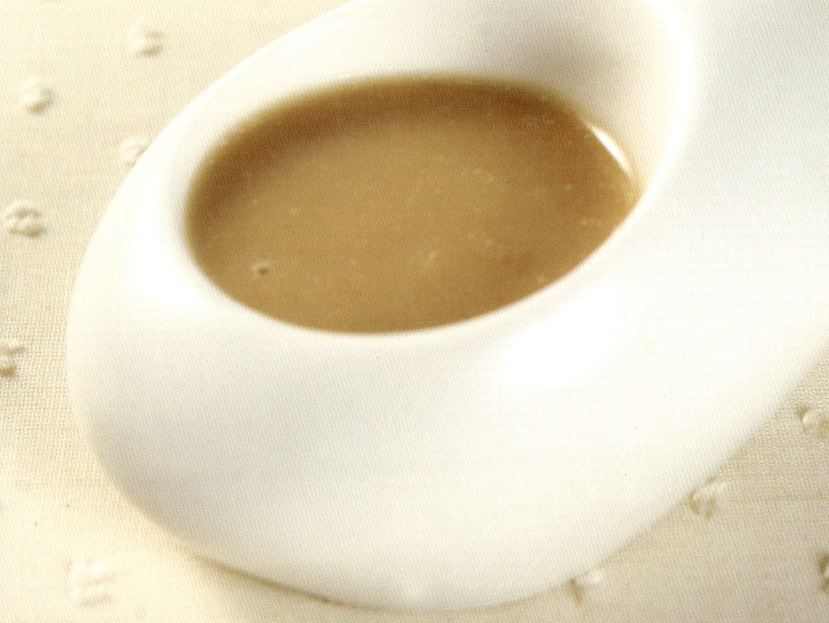

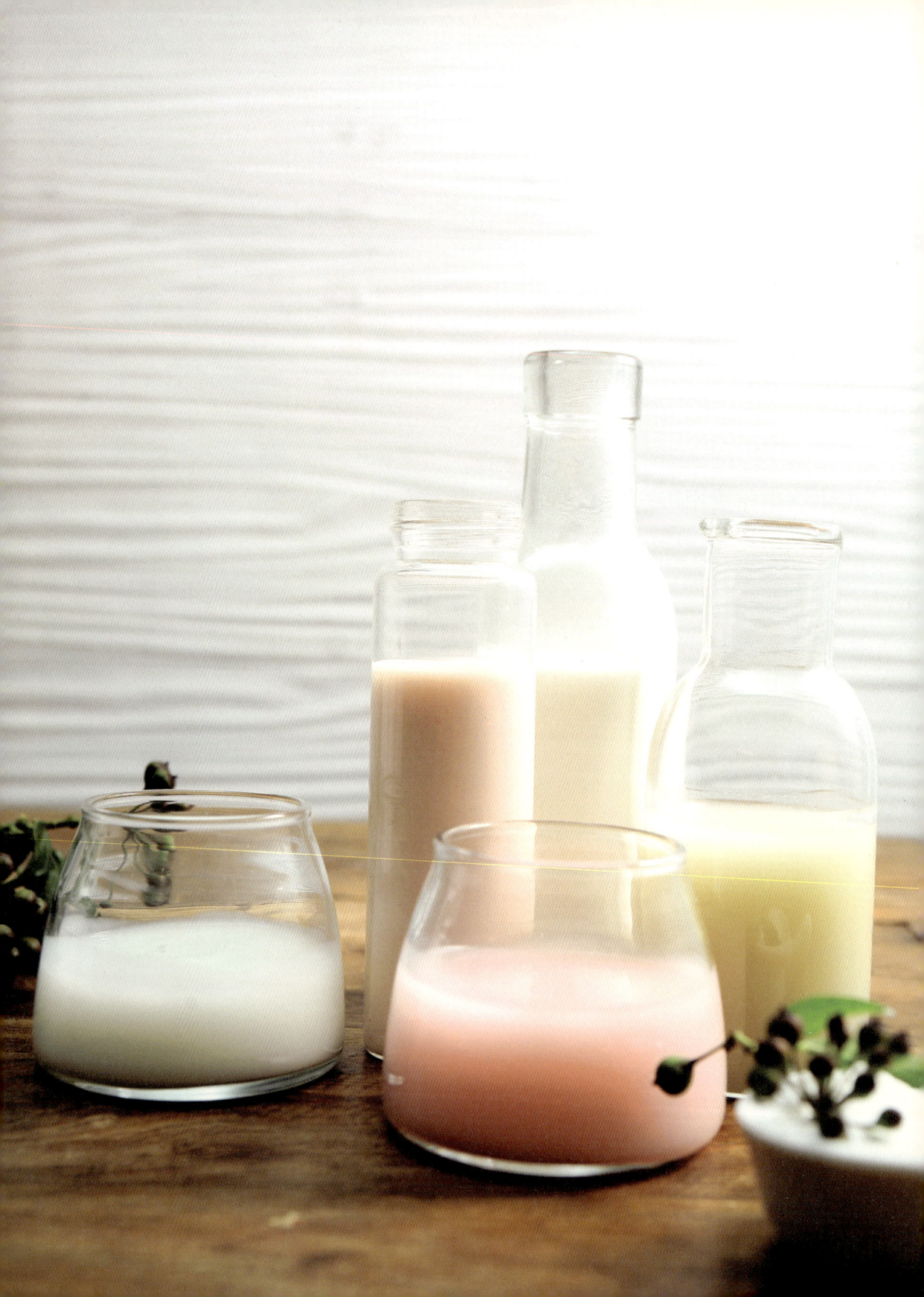

Chapter
03

빛나는 피부의 비밀, 천연로션&크림

화장수가 피부 정리를 돕는다면 로션과 크림은 피부에 부드러움과 함께 영양을 공급해 준다. 세안 후 금방 스킨을 발라도 피부가 심하게 당기거나 기름을 바른 듯 번들거린다면 로션과 크림이 피부에 맞지 않는다는 신호. 이런 현상은 화학물질을 넣어 만든 시판 화장품을 쓸 때 더 심해진다. 피부의 자연스러운 유수분 밸런스, 이제 천연로션과 크림으로 딱 맞추어 보자.

로션과 크림을 결정하는 유수분 밸런스

유분은 건성 피부에만 필요한 게 아니다. 스킨과 에센스로 수분을 채운다고 해도
유분이 있는 로션과 크림을 쓰지 않는다면 공들여 채워 넣은 수분까지도 빠져나갈 수 있다.
피부를 부드럽게 유분감을 채워 주는 크림, 로션을 만들기 위한 기본 지식을 알아보자.

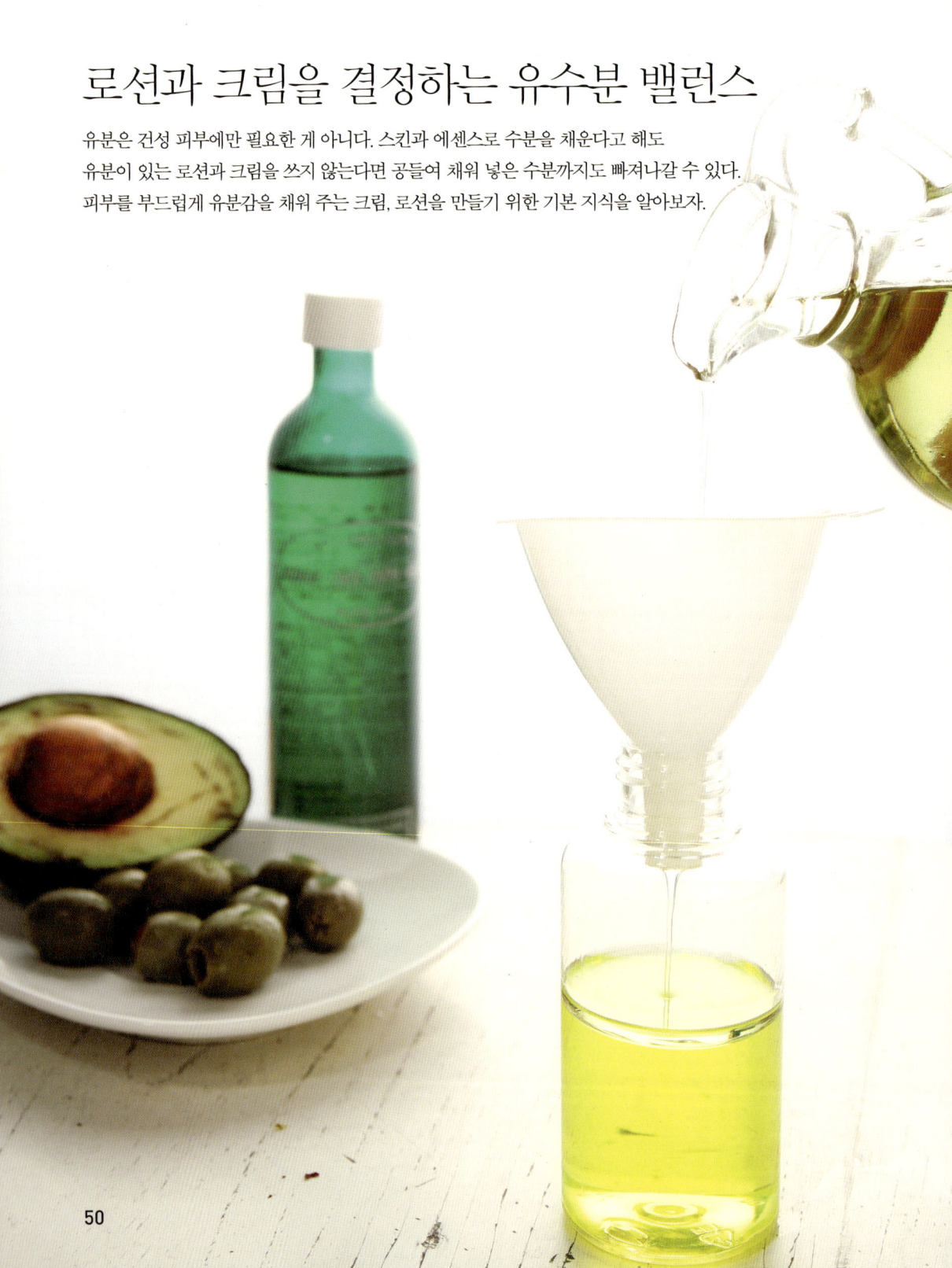

크림과 로션의 기초, 에멀션

물과 기름을 섞어서 크림이나 로션을 만드는 것을 에멀션(유화, Emulsion)이라고 부른다. 서로 반발하는 이 두 재료가 섞일 수 있도록 중매 역할을 해 주는 물질을 유화제라고 하는데, 이것을 이용하여 크림이나 로션 같은 에멀션을 만든다. 따라서 크림과 로션은 그 점도의 차이일 뿐, '에멀션'이라는 같은 뿌리에서 나왔다고 할 수 있다.

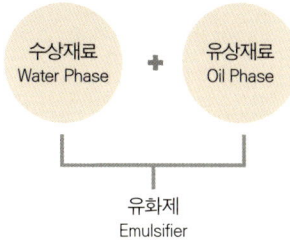

에멀션의 종류

에멀션은 유상재료와 수상재료의 비율에 따라 각각 크림타입과 로션타입으로 나뉜다. 재료 중 수상재료의 비율이 높으면 로션타입에 가깝고, 유상재료의 비율이 높으면 크림 타입에 가까워진다.

구 분	에멀션형 에센스	로션 타입	크림 타입	비고
수상재료	85~90	70~90%	50~70%	
유상재료 (유화제)	5~10% (1~2%)	10~30% (3~5%)	30~50% (5~10%)	( ) 안은 유화제 양
후 첨가제	1~2%	1~2%	1~2%	

＊유상재료의 비율 안에 유화제가 포함되어 있다.

> **tip 물과 기름의 비율을 나타내는 지수**
>
> **오일 인 워터(O/W, Oil in Water)** 적은 양의 오일이 물 안에 들어 있다는 뜻으로 수상재료가 대부분이고 유상재료가 소량인 경우를 뜻한다. 주로 로션이나 클렌징밀크처럼 묽은 에멀션을 말한다.
> **워터 인 오일(W/O, Water in Oil)** 반대로 유상재료가 많고 수상재료가 소량인 경우를 말한다. 콜드크림이나 바디버터, 핸드크림, 클렌징 크림이 여기에 속한다.

천연크림&로션을 위한 HLB시스템

HLB시스템은 조금 어려운 이론이지만 알아 두면 레시피를 산정하거나 직접 화장품을 만들 때 유용하다. 이 시스템을 이해하고 나면 앞으로는 크림이나 로션이 분리되는 당황스런 경험은 하지 않게 될 것이다.

친수성과 친유성을 따지는 HLB시스템

HLB시스템은 1949년 윌리엄 그리핀(William C. Griffin)에 의해 처음 고안된 이후 세계 각지에서 여러 방법으로 활용되고 있다. HLB란 Hydrophile Lipophile Balance의 준말로 Hydro는 물, Lipo는 기름성분(오일), 뒤에 붙은 Phile은 '~을 좋아하는'의 의미로, 계면활성제가 지닌 친수성과 친유성의 비율(균형)을 뜻한다.

비이온 계면활성제인 유화제는 친수성과 친유성의 양쪽 성분을 가지고 있으며 0~20까지로 수치화하여 HLB로 표시하고 있다. 이 HLB 수치가 낮으면 친유성 계통이고, 반대로 높으면 친수성 계통이다. 또한 우리가 사용하는 화장품 재료 중 오일성분의 유상재료들은 모두 '요구되는 HLB' 값을 가지고 있는데 이 값을 'rHLB(또는 required HLB, 소요HLB)'라고 부르며, 역시 0~20의 수치를 통해 나타낸다. 정리하자면 유화제는 HLB 값을, 유상재료는 rHLB 값을 가지고 있으며, HLB와 rHLB의 값이 일치할 때 에멀션(크림, 로션)은 안정적인 유화를 이루게 되며, 쉽게 분리가 되지 않는다는 얘기다.

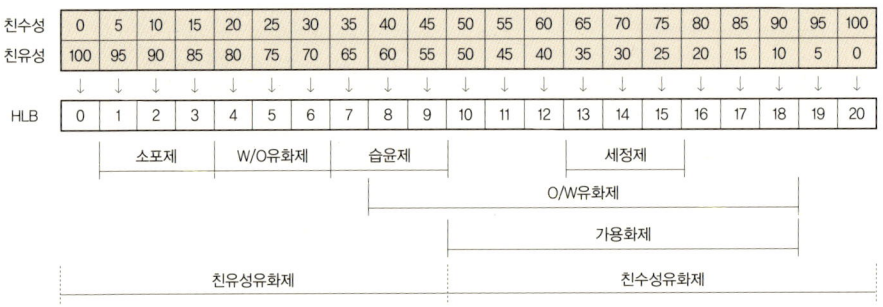

HLB시스템 유의사항

이 수치는 모든 것을 해결해 주는 만능 시스템이 아니다. 가장 중요한 유화제의 종류와 사용량, 그리고 유상재료와 수상재료의 비율은 HLB시스템이 결정해 주는 것이 아니라 레시피를 만드는 사람이 정해야 하는 내용이다. 특히 유화제는 안정과 여러 특성을 고려하여 친유성과 친수성 양쪽의 유화제를 각각 선택하는 것이 좋다. 다음은 HLB시스템을 적용할 때 고려해야 할 점이다.

1. 유화제의 종류 – 어떤 유화제를 사용할 것인가?(보통은 두 가지를 선택)
2. 유화제의 총 사용량 – 얼마만큼 유화제를 사용할 것인가?
3. 유상과 수상의 비율 – 유상과 수상의 비율을 어떻게 할 것인가?

천연화장품 제조에 주로 사용되는 유화제들

유화제의 종류는 무수히 많지만, 천연화장품에 자주 사용되는 유화제는 몇 가지로 정해져 있다. 친수성계통의 유화제로는 폴리소르베이트80(트윈80, HLB 15), 세티아레스20(HLB 15.2)가 있고 친유성계통으로는 글리세릴스테아레이트(HLB 3.8), 솔비탄올레이트(HLB 4.3), 레시틴(HLB 4) 등이 있다. 단일유화제로는 올리브유화왁스(HLB 약 9.0), 에멀시파잉왁스(HLB 약 10.0) 몬타노브202 (HLB 약 8.3) 등이 존재한다. 단일유화제는 HLB시스템까지 이용하여 두 가지 이상의 유화제를 사용하는 번거로움을 없애고자 친유성과 친수성의 중간 정도의 유화제들로 고안된 것들이다. 그러나 많은 양을 만들거나 후 첨가재료가 많다면 유화를 목적으로 하는 에멀젼 화장품은 항상 분리될 가능성을 안고 있다. 이러한 유화제품의 분리를 최소화시키기 위해서는 HLB에 대한 이해가 필요하다. 참고로 우리가 흔히 유화제, 또는 유화보조제로 사용하는 세틸알코올, 스테아릴알코올, 세토스 등의 고급알코올은 HLB시스템에서는 유화제가 아닌 유상재료로 계산한다.

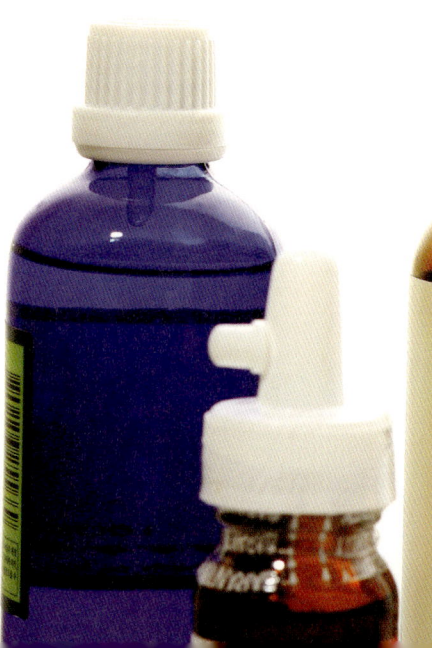

no	비이온 계면활성제의 HLB Value			유상재료의 rHLB		
	유화제 명칭	HLB		영문명	한글명	rHLB
1	Glycol Distearate	1.0	±1	Caprylic/Capric Triglyceride	카프릴릭카프릭 트리글리세라이드	5.0
2	Glycol Stearate	2.9	±1	Dimethicone	디메티콘	5.0
3	**Glyceryl Oleate Elaidate**	3.0	±1	Cocoa Butter	코코아버터	6.0
4	**Glyceryl Stearate**	3.8	±1	Retinyl Palmitate	레티닐 팔미테이트	6.0
5	Sorbitan Oleate	4.3	±1	Sweet Almond Oil	아몬드오일	6.0
6	**Sorbitan Olivate(olivem900)**	4.7	±1	Tocopherol	토코페롤(비타민 E)	6.0
7	Sorbitan Stearate	4.7	±1	Jojoba Oil	호호바오일	6.5
8	Oleth-2	4.9	±1	Apricot Kernel Oil	살구씨오일	7.0
9	Steareth-2	4.9	±1	Avocado Oil	아보카도오일	7.0
10	Glyceryl Laurate	5.2	±1	Borage Seed Oil	보리지오일	7.0
11	Glyceryl Stearate SE	5.8	±1	Canola Oil	캐놀라오일	7.0
12	Sorbitan Stearate/Sucrose Cocoate	6.0	±1	Evening Primrose Oil	달맞이꽃종자오일	7.0
13	**Montanov wax 202**	8.3	±1	Grape Seed Oil	포도씨오일	7.0
14	Sodium Stearoyl Lactylate	8.3	±1	Hemp Seed Oil	햄프씨드오일	7.0
15	Sorbitan Laurate	8.6	±1	Macadamia Nut Oil	마카다미아넛오일	7.0
16	**Cetearyl & Sorbitan Olivate(olivem1000)**	9.0	±1	Olive Oil	올리브오일	7.0
17	**Montanov wax 68**	9.3	±1	Petrolatum	페트로라툼	7.0
18	Lecithin	9.7	±1	Rice Bran Oil	미강오일	7.0
19	**Montanov wax 14**	9.8	±1	Rose hips Oil	로즈힙오일	7.0
20	**Emulsifying Wax NF**	10.0	±1	Sesame Oil	참깨오일	7.0
21	PEG-20 Almond Glycerides	10.0	±1	Soybean Oil	대두유	7.0
22	PEG-25 Hydrogenated Castor Oil	10.8	±1	Sunflower Oil	해바라기씨오일	7.0
23	Cetearyl Glucoside	11.0	±1	Cyclomethicone	싸이클로메티콘	7.8
24	**Olive Oil PEG 7 Ester(olivem300)**	11.0	±1	Babassu Oil	바바수오일	8.0
25	Polysorbate 85	11.0	±1	Emu Oil	에뮤오일	8.0
26	**Cetereth-6 Olivate(olivem800)**	12.0	±1	Mango Butter	망고버터	8.0
27	Oleth-20	12.4	±1	Safflower Oil	홍화씨오일	8.0
28	Ceteth-10	12.9	±1	Shea Butter	쉐어버터	8.0
29	PEG-8 Laurate	13.0	±1	Cetyl Palmitate	세틸팔미테이트	10.0
30	Polysorbate 60	14.9	±1	Lanolin	라놀린	10.0
31	PEG-60 Almond Glycerides	15.0	±1	Mineral Oil	미네랄오일	10.5
32	**Polysorbate 80**	15.0	±1	Isopropyl Myristate	아이피엠(IPM)	11.5
33	Oleth-20	15.3	±1	Beeswax	밀랍	12.0
34	Steareth-21	15.5	±1	C12-15 Alkyl Benzoate	C12-15알킬 벤조에이트	13.0
35	Ceteth-20	15.7	±1	Castor Oil	피마자오일	14.0
36	Isoceteth-20	15.7	±1	Stearic Acid	스테아린 산	15.0
37	**Polysorbate 20**	16.7	±1	Cetyl Alcohol	세틸알코올	15.5
38	Laureth-23	16.9	±1	Stearyl Alcohol	스테아릴 알코올	15.5

- HLB 및 rHLB값은 ±1 이내의 오차범위에 있다.
- rHLB에 없는 품목들은 유사한 재료를 찾아서 적용한다.

HLB시스템을 이용한 레시피 작성법

HLB시스템을 이용하여 로션을 만드는 과정을 통해 HLB시스템의 실제 적용법을 익혀 보자. 수상과 유상의 비율, 유화제의 양, 유화제의 종류를 먼저 정해야 한다.

아래는 로션을 만드는 과정이므로 유상과 수상의 비율을 20:80으로 결정한다(수상 80g, 유상은 유화제포함 20g). 또한 유화제의 양은 전체 총량의 4%(100g이므로 4g)로 결정하고 종류는 친수성 계통의 올리브유화왁스(HLB9.0)와 친유성 GMS(HLB3.8) 두 가지를 사용하기로 하자. 세 가지 사항이 결정되었으면 바로 레시피 작성에 들어간다.

보습로션 레시피(합계 100g)

수상재료(80g)
정제수 51g
로즈마리 추출물 20g
히알루론산 8g

유화제(4% 사용하기로 결정했을 때 4g)
올리브유화왁스 ?g (HLB9.0)
GMS ?g (HLB3.8)

(유화제 포함 20g, 제외시 16g)
스위트아몬드오일 8g
(rHLB 6.0) - 유상재료의 50%
호호바오일 4g
(rHLB 6.5) - 유상재료의 25%
햄프씨드오일 4g
(rHLB 7.0) - 유상재료의 25%

후 첨가재료
천연 방부제(GSE) 1g
라벤더 에센셜오일 10방울
제라늄 에센셜오일 2방울

유화제의 사용비율 계산

레시피에서 대부분의 사항은 정해졌지만 유화제는 아직 결정 전이다. 두 가지 유화제인 올리브유화왁스와 GMS를 합하여 4g을 사용할 것인데, 여기서 관건은 이 4g을 어떻게 배분하느냐 하는 것이다.

1. 개별 유상재료의 배합 비율
  전체 유상재료 대비,
  각 유상재료의 비율을 계산한다.

스위트아몬드오일	8/16 = 50.0%
호호바오일	4/16 = 25.0%
햄프씨드오일	4/16 = 25.0%

2. 유상재료 배합 비율 × rHLB
  개별 유상재료의 비율에
  각 유상재료의 'rHLB'를 곱하여
  합을 구한다.

스위트아몬드오일	50.0% × 6.0 = 3.00
호호바오일	25.0% × 6.5 = 1.63
햄프씨드오일	25.0% × 7.0 = 1.75

유상재료 전체 rHLB = 1.63 + 3.0 + 1.75 = 6.38

레시피에서 유상재료의 rHLB가 6.38이 나오므로, 안정적인 유화를 위해서는 HLB값이 6.38인 유화제를 사용하면 된다. 우리가 선택한 두 가지 유화제인 올리브유화왁스(HLB9.0)와 GMS(HLB3.8)를 어떤 비율로 섞어야 HLB값이 6.38이 나올까. 간단한 보간법을 거치면 각 유화제의 비율을 알 수 있다.

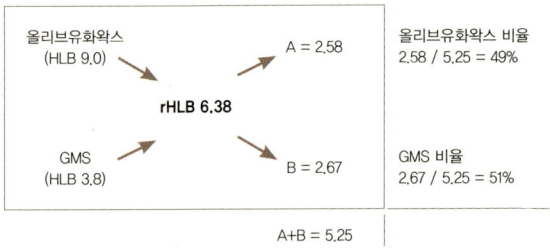

보간법 계산은 대각선끼리의 값을 빼서 그 차이를 구하는 식으로 이루어진다. 위의 표에서는 좌측에 유화제인 올리브유화왁스와 GMS의 HLB값을 배치하고 중간에 유상재료의 rHLB를 둔다. 그리고 HLB값끼리 대각선으로 뺀다. 차이를 구하므로 값이 마이너스(-)가 나와도 무관하다.

```
A (올리브유화왁스의 사용 비율) = 6.38-3.80 = 2.58
B (GMS의 사용 비율) = 9.00-6.38 = 2.67
```

이렇게 구해진 2.58 대 2.67의 비율로 올리브유화왁스와 GMS를 사용하면 된다. 이를 백분율로 계산하면 다음과 같다.

```
올리브유화왁스는 2.58/5.25 = 49%
GMS는 2.67/5.25 = 51%
```

두 유화제의 사용 비율이 정해졌으면 이 비율이 구체적으로 몇 그램을 나타내는지 최종적으로 계산한다.

```
올리브유화왁스의 사용량  → 4g x (2.58/5.25) = 4 x 49% = 1.96g
GMS의 사용량           → 4g x (2.67/5.25) = 4 x 51% = 2.04g
```

위의 계산에 따라 총 유화제 4g은 올리브유화왁스 1.96g과 GMS 2.04g을 합하여 사용한다. 이 정도면 거의 유사한 비율이므로 2g씩 계산해도 무방하다.

보습로션 레시피(합계 100g)

주성분	상세재료	소요량	유상비율	HLB	rHLB계산	비고
수상	정제수	51				
	로즈마리추출물	20				
	히알루론산	8				
	수상재료 계	79				
유상	스윗트아몬드오일	8	50%	6.0	3.00	
	호호바오일	4	25%	6.5	1.63	
	햄프씨드오일	4	25%	7.0	1.75	
	유상재료 계	16	100%		6.38	
유화제	올리브유화왁스	1.96	49%	9.0		
	GMS	2.04	51%	3.8		
	유화제 계					
후 첨가재료	천연방부제	1				
	라벤더 에센셜오일	10방울				
	제라늄에센셜오일	2방울				
	후 첨가재료 계	1.5				
합계		100				

사실 이 어려운 개념의 HLB 시스템을 이 책에 소개하고자 하는 이유는 사실 바로 위의 결과에 있다. 천연화장품을 만들 때는 보통 단일유화제를 이용하는데, 이런 유화제의 대부분은 8.3~11까지의 HLB를 가진 유화제들이다. 그러나 대부분 식물성오일을 기본으로 두고 만드는 천연화장품의 유상재료 rHLB 값은 큰 차이 없이 6~7.5 이내에 들어 갈 것이다. 천연화장품이 원하는 값은 6~7.5인데 8.3~11정도까지만 커버가 가능한 단일유화제만을 사용한다면 문제점이 극명하게 드러날 것이다. 올리브유화왁스는 HLB값이 9.0인데, 유상재료는 6.38이니 이 부분에서 유화가 제대로 되지 않아 문제가 생길 수 있기 때문이다.

한 가지 유화제를 쓰는 것보다는 친유성 계통의 GMS나 GOE를 기존의 올리브유화왁스 등에 적절히 배합하여 사용하는 것이 훨씬 안정된 유화를 이루는 방법이다.

좀 더 안정적으로 유화시키는 또 다른 방법은 유상재료 중에 rHLB가 높은 재료들은 배합하는 것이다. 세틸알코올이나 스테아릴알코올처럼 rHLB가 15정도 되는 재료를 유상에 배합하면, 일반적인 유화제를 사용하더라도 훨씬 안정적으로 유화가 될 것이다.

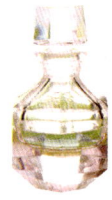

Basic Recipe 천연로션&크림 만들기

지금 소개하는 레시피는 누구나 쓸 수 있는 베이직 크림이다.
건성 피부를 비롯하여 모든 피부에 사용 가능하다. 100g 기준으로 소개한다.

도구 유리 비커 2개, 알뜰주걱(소), 핫플레이트, 전자저울, 용기, 온도계, 미니핸드블렌더, 소독용 알코올

rHLB   6.30

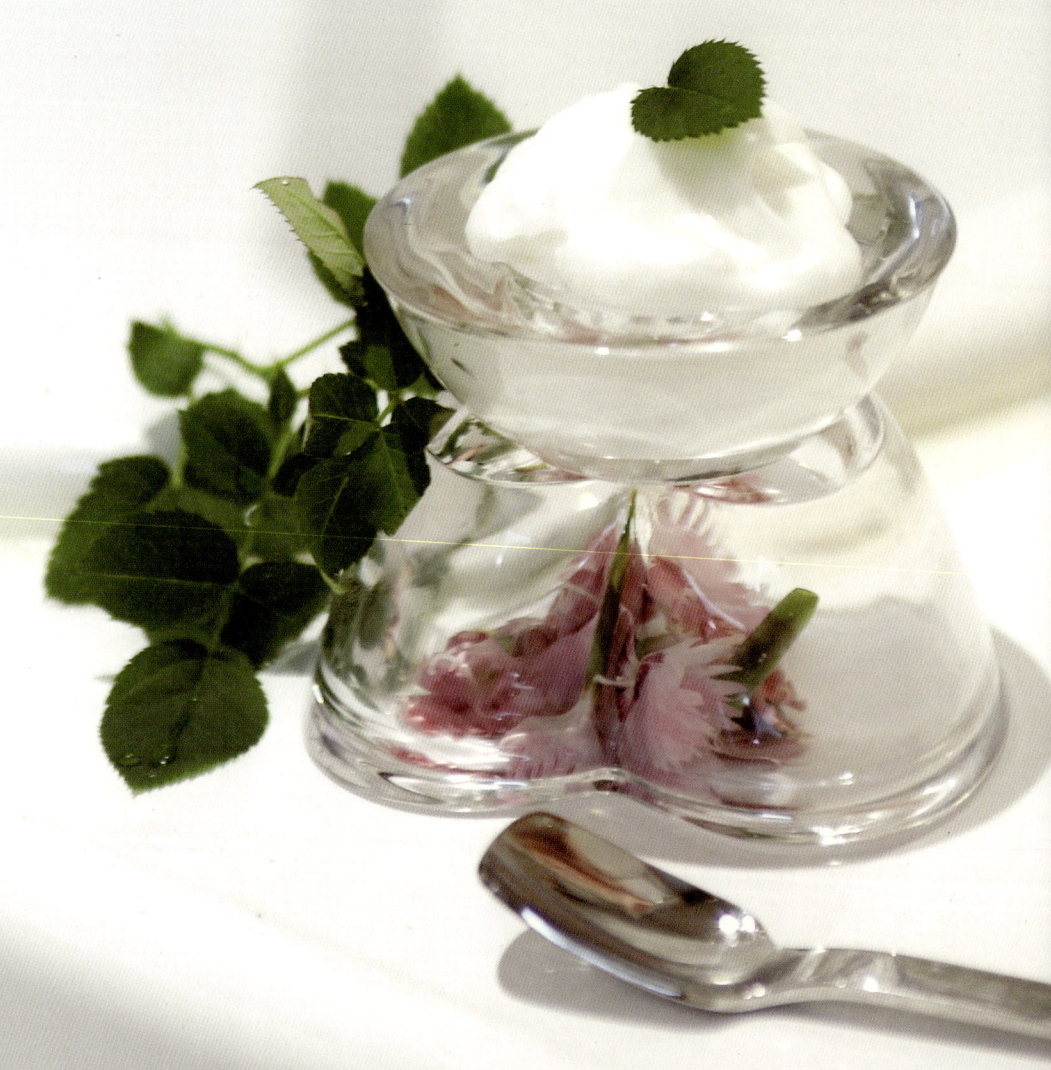

유상재료
호호바오일 15g
스위트아몬드오일 10g

수상재료
정제수 45g
녹차 추출물 15g
히알루론산 5g

유화제
올리브유화왁스 4g
GOE 3g
(GOE는 Glyceryl Oleate Elaidate로 HLB 3.0인 친유성 천연유화제이다.)

후 첨가재료
비타민E 1g
천연 방부제 1g
라벤더 에센셜오일 10방울
로즈우드 에센셜오일 5방울

1 수상재료를 유리 비커에 계량한다.
2 유상재료와 유화제를 또 다른 유리 비커에 계량한다.
3 핫플레이트 위에서 수상재료와 유상재료를 각각 65~70도 정도로 가열한다.
4 온도가 맞으면 유상재료에 수상재료를 서서히 부으면서 알뜰주걱으로 빠른 속도로 젓는다. 이때 미니핸드블렌더를 이용하면 좋다.
5 크림이나 로션의 점도가 원하는 바에 도달할 때까지 빠른 속도로 젓는다.
6 후 첨가재료를 넣고 조금 더 젓는다.
7 미리 소독한 용기에 담고 1~2일 정도 경과 후에 냉장고에 넣어 사용한다.

스포이드를 사용하세요
비타민 같이 점도가 지나치게 높은 재료나 소량의 액상첨가물을 계량할 때는 작은 스포이트 피펫을 사용하는 것이 좋다.

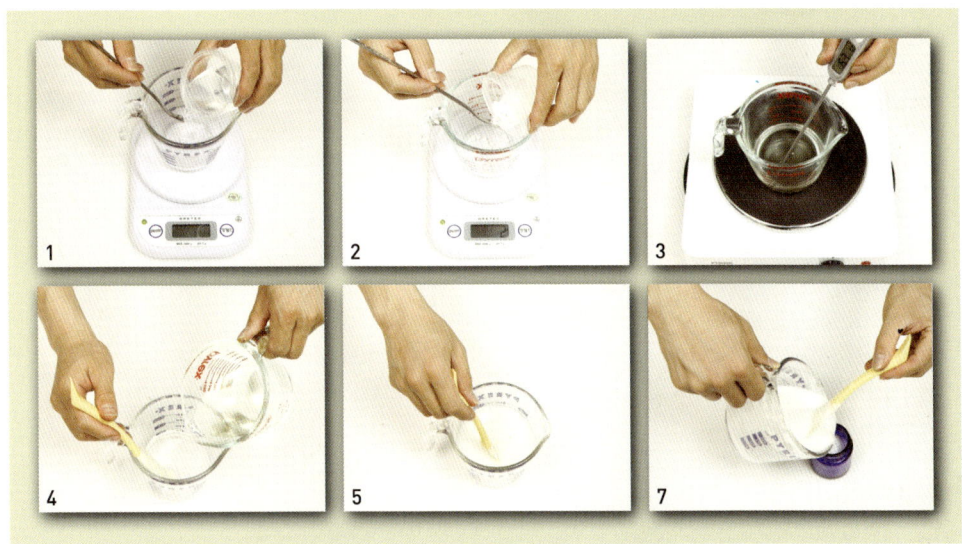

민감한 알레르기 피부도 안심 카렌둘라크림

천연크림을 만들고자 하는 주요 동기는 아마도 알레르기성 피부 때문일 것이다. 항염과 항아토피에 도움이 되는 천연성분들을 적절히 배치하여 카렌둘라크림을 만들어 보자. 카렌둘라오일, 에뮤오일, 올리브잎 추출물, 황금 추출물 들은 대부분 염증을 완화시키고 피부에 보습을 부여하며 민감한 피부도 정상화시킬 것으로 기대되는 성분들이다.

피부 타입 모든 피부, 민감성 피부, 염증 피부   **rHLB** 7.07

유상재료
카렌둘라오일 10g
에뮤오일 8g
호호바오일 8g

유화제
올리브유화왁스 4.7g
GOE 2.3g

수상재료
정제수 29g
카렌둘라 추출물 10g
올리브잎 추출물 10g
황금 추출물 10g
히알루론산 6g

후 첨가재료
비타민E 1g
천연 방부제 1g
라벤더 에센셜오일 10방울
캐모마일 에센셜오일 5방울

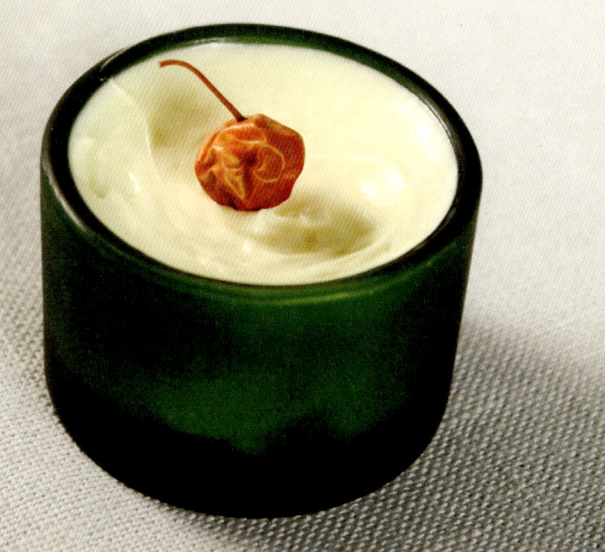

1 수상재료를 유리 비커에 계량한다.
2 유상재료와 유화제를 또 다른 유리 비커에 계량한다.
3 핫플레이트 위에서 수상재료와 유상재료를 각각 65~70도 정도로 가열한다.
4 온도가 맞으면 유상재료에 수상재료를 서서히 부으면서 알뜰주걱으로 빠른 속도로 젓는다. 이때 미니핸드블렌더를 이용하면 좋다.
5 크림이나 로션의 점도가 원하는 바에 도달할 때까지 빠른 속도로 젓는다.
6 후 첨가재료를 넣고 조금 더 젓는다.
7 미리 소독한 용기에 담고 1~2일 정도 경과 후에 냉장고에 넣어 사용한다.

유상재료
호호바오일 10g
타마누오일 8g
달맞이꽃종자오일 8g
세라마이드 1g

유화제
올리브유화왁스 4g
GMS 3g

수상재료
정제수 26g
고투콜라 추출물 10g
황금 추출물 10g
로즈마리 추출물 12g
히알루론산 6g

후 첨가재료
비타민E 1g
천연 방부제 1g
라벤더 에센셜오일 10방울
캐모마일 에센셜오일 5방울
티트리 에센셜오일 3방울

아토피 피부를 잠잠하게 타마누크림

타마누 오일은 카로필로라이드라는 쿠마린 성분을 소량 함유하고 있는데 이 성분은 식물성 오일 중에서는 독특하게 상처를 낫게 하고 건강한 피부로 재생시키는 능력을 지니고 있다. 아토피로 피부 조직이 손상된 분에게 상처치유와 함께 깨끗한 피부로 되돌려 줄 것을 기대한다.

피부 타입 아토피 피부, 여드름 피부, 민감성 피부, 알레르기성 피부
rHLB 6.82

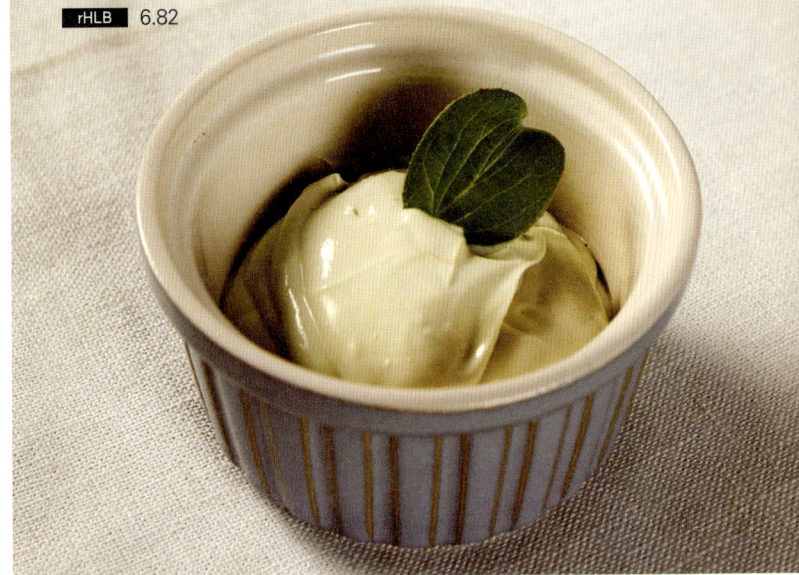

1 수상재료를 유리 비커에 계량한다.
2 유상재료와 유화제를 또 다른 유리 비커에 계량한다.
3 핫플레이트 위에서 수상재료와 유상재료를 각각 65~70도 정도로 가열한다.
4 온도가 맞으면 유상재료에 수상재료를 서서히 부으면서 알뜰주걱으로 빠른 속도로 젓는다. 이때 미니핸드블렌더를 이용하면 좋다.
5 크림이나 로션의 점도가 원하는 바에 도달할 때까지 빠른 속도로 젓는다.
6 후 첨가재료를 넣고 조금 더 젓는다.
7 미리 소독한 용기에 담고 1~2일 정도 경과 후에 냉장고에 넣어 사용한다.

서시도 울고 갈 뽀얀 얼굴 서시옥용산미백크림

서시(西施)는 중국역사에 가장 유명한 미인 중 한 명으로 알려져 있다.
나라를 기울게 한다는 경국지색이라는 단어가 서시로 인해 만들어졌다고 한다.
녹두를 비롯한 14가지의 한약 성분이 피부를 깨끗하게 하며
서시의 얼굴처럼 옥처럼 환하게 빛나게 한다는 전설의 비급이 서시옥용산이다.

피부 타입 기미, 검버섯, 다크서클 피부   **rHLB** 6.77

유상재료
호호바오일 12g
살구씨오일 8g
아르간오일 5g
동백오일 5g

유화제
에밀시화임왁스 3.8g
GOE 3.2g

후 첨가재료
비타민E 1g
천연 방부제 1g
라벤더 에센셜오일 5방울
로즈 에션셜오일 5방울
제라늄 에센셜오일 5방울

수상재료
서시옥용산 추출물 21g
상황버섯 추출물 17g
감초 추출물 10g
아데노좀 5g
히알루론산 6g
알부틴 2g

1 수상재료를 유리 비커에 계량한다.
2 유상재료와 유화제를 또 다른 유리 비커에 계량한다.
3 핫플레이트 위에서 수상재료와 유상재료를 각각 65~70도 정도로 가열한다.
4 온도가 맞으면 유상재료에 수상재료를 서서히 부으면서 알뜰주걱으로 빠른 속도로 젓는다.
  이때 미니핸드블렌더를 이용하면 좋다.
5 크림이나 로션의 점도가 원하는 바에 도달할 때까지 빠른 속도로 젓는다.
6 후 첨가재료를 넣고 조금 더 젓는다.
7 미리 소독한 용기에 담고 1~2일 정도 경과 후에 냉장고에 넣어 사용한다.

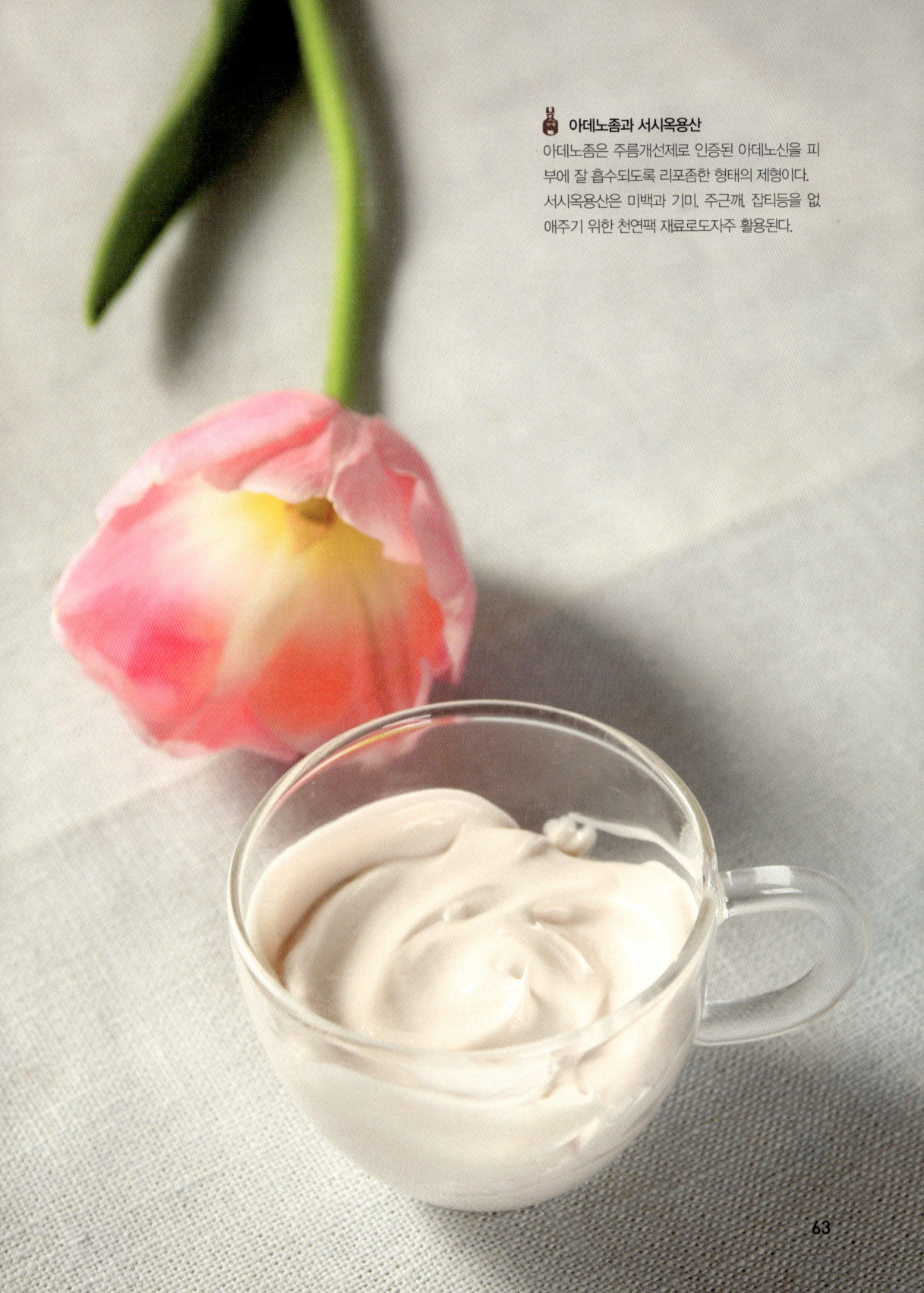

아데노좀과 서시옥용산

아데노좀은 주름개선제로 인증된 아데노신을 피부에 잘 흡수되도록 리포좀한 형태의 제형이다. 서시옥용산은 미백과 기미, 주근깨, 잡티등을 없애주기 위한 천연팩 재료로도자주 활용된다.

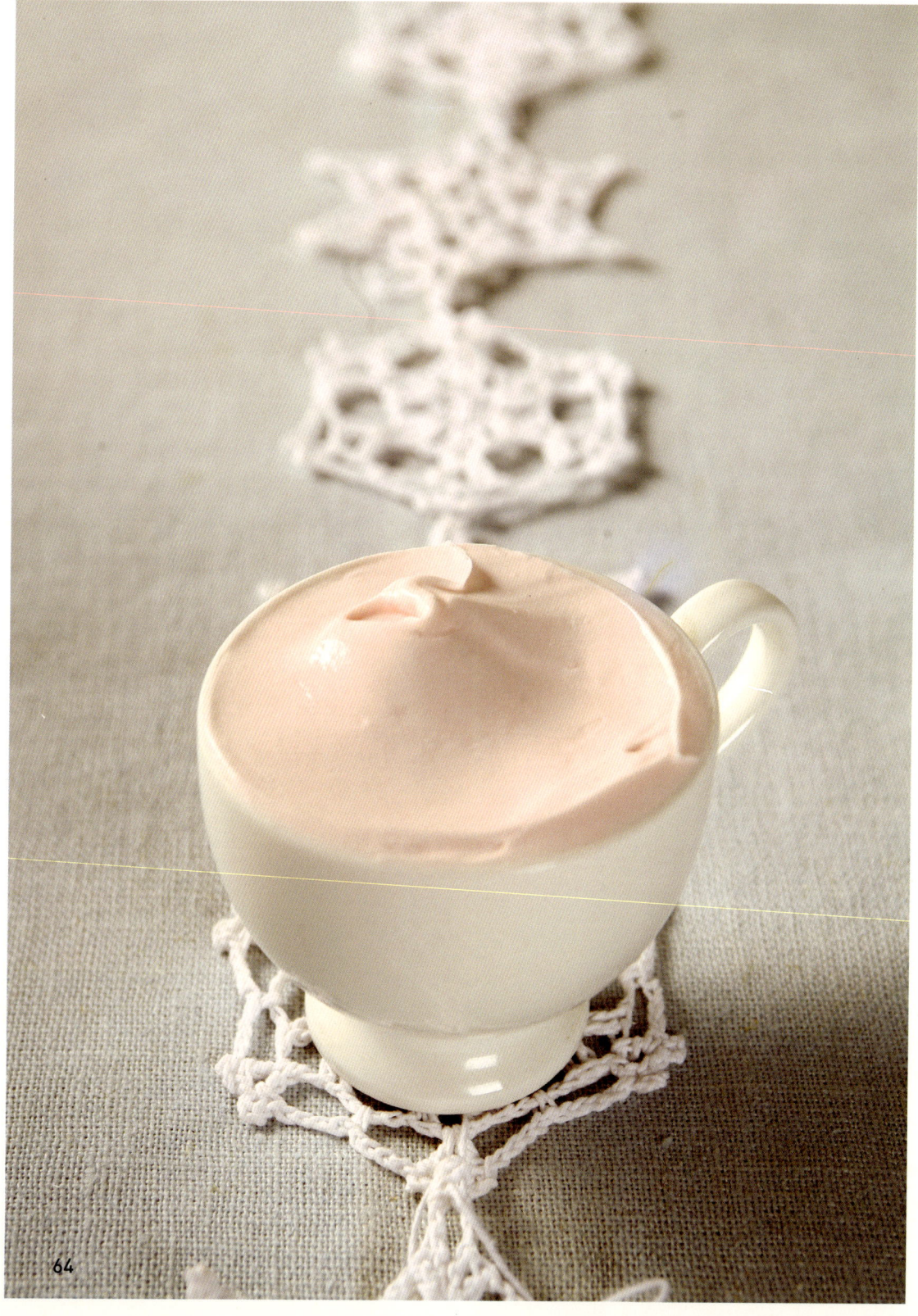

탄력 넘치는 동안의 비결 **달팽이재생크림**

최근 들어 주름개선 및 노화피부 재생에 효과가 있다는 달팽이크림이 뜨고 있다. 달팽이 점액질 안에 뮤신이라는 성분이 상처를 낫게 하고 복원시키고 콘드로이친 성분이 여성들의 노화된 피부를 재생시키는데 효과적이라고 하는데, 아직은 명확히 입증된 자료는 없다. 다만 이러한 성분이 피부를 부드럽게 하고 보습을 하는 데는 충분하다.

피부 타입 노화 피부, 탄력 없는 피부, 처진 피부, 주름 피부
rHLB 7.0

1 수상재료를 유리 비커에 계량한다.
2 유상재료와 유화제를 또 다른 유리 비커에 계량한다.
3 핫플레이트 위에서 수상재료와 유상재료를 각각 65~70도 정도로 가열한다.
4 온도가 맞으면 유상재료에 수상재료를 서서히 부으면서 알뜰주걱으로 빠른 속도로 젓는다.
  이때 미니핸드블렌더를 이용하면 좋다.
5 크림이나 로션의 점도가 원하는 바에 도달할 때까지 빠른 속도로 젓는다.
6 후 첨가재료를 넣고 조금 더 젓는다.
7 미리 소독한 용기에 담고 1~2일 정도 경과 후에 냉장고에 넣어 사용한다.

수상재료
달팽이 추출물 30g
식물성플라센타 16g
리피듀어PMB 1g
EGF나노좀 8g
히알루론산 8g

유상재료
호호바오일 10g
로즈힙오일 6g
아르간오일 6g
보리지오일 6g

유화제
올리브유화왁스 4.7g
GOE 2.3g

후 첨가재료
비타민E 1g
천연 방부제 1g
라벤더 에센셜오일 10방울
로즈 에센셜오일 5방울
프랭킨센스 에센셜오일 3방울

건조한 피부에 수분을 붙들어 매다 아보카도영양크림

아보카도는 숲속의 버터라는 별명이 있다. 비타민A, B, E 등의 다양한 영양성분들이 함유되어 있으며 우리 피부에 필요한 영양분들을 충분히 채워 줄 수 있는 성분이다.

피부 타입 노화 피부, 탄력 없는 피부 **rHLB** 6.97

1. 수상재료를 유리 비커에 계량한다.
2. 유상재료와 유화제를 또 다른 유리 비커에 계량한다.
3. 핫플레이트 위에서 수상재료와 유상재료를 각각 65~70도 정도로 가열한다.
4. 온도가 맞으면 유상재료에 수상재료를 서서히 부으면서 알뜰주걱으로 빠른 속도로 젓는다.
   이때 미니핸드블렌더를 이용하면 좋다.
5. 크림이나 로션의 점도가 원하는 바에 도달할 때까지 빠른 속도로 젓는다.
6. 후 첨가재료를 넣고 조금 더 젓는다.
7. 미리 소독한 용기에 담고 1~2일 정도 경과 후에 냉장고에 넣어 사용한다.

천연화장품은 진정한 영양크림

흔히 영양크림이라고 부르지만, 우리가 기대하는 것처럼 영양분을 공급해 주는 화장품은 없다. 특히 요즘처럼 화장품의 사용감이 우선시되어 화학적인 성분들과 미네랄 성분들이 대부분을 차지하는 현실에서는 영양이라는 말은 공염불이다. 하지만 천연화장품에 쓰이는 식물성오일들은 다양한 지방산 성분들과 지질들을 지니므로 진정한 영양의 보고이다.

수상재료
정제수 25g
석류 추출물 15g
감초 추출물 12g
히알루론산 6g
알부틴 2g

유상재료
아보카도오일 10g
블랙세사미 10g
햄프씨드오일 6g
윗점오일 5g

유화제
올리브유화왁스 4.6g
GOE 2.4g

후 첨가재료
비타민E 1g
천연 방부제 1g
라벤더 에센셜오일 5방울
로즈 에센셜오일 5방울
제라늄 에센셜오일 5방울

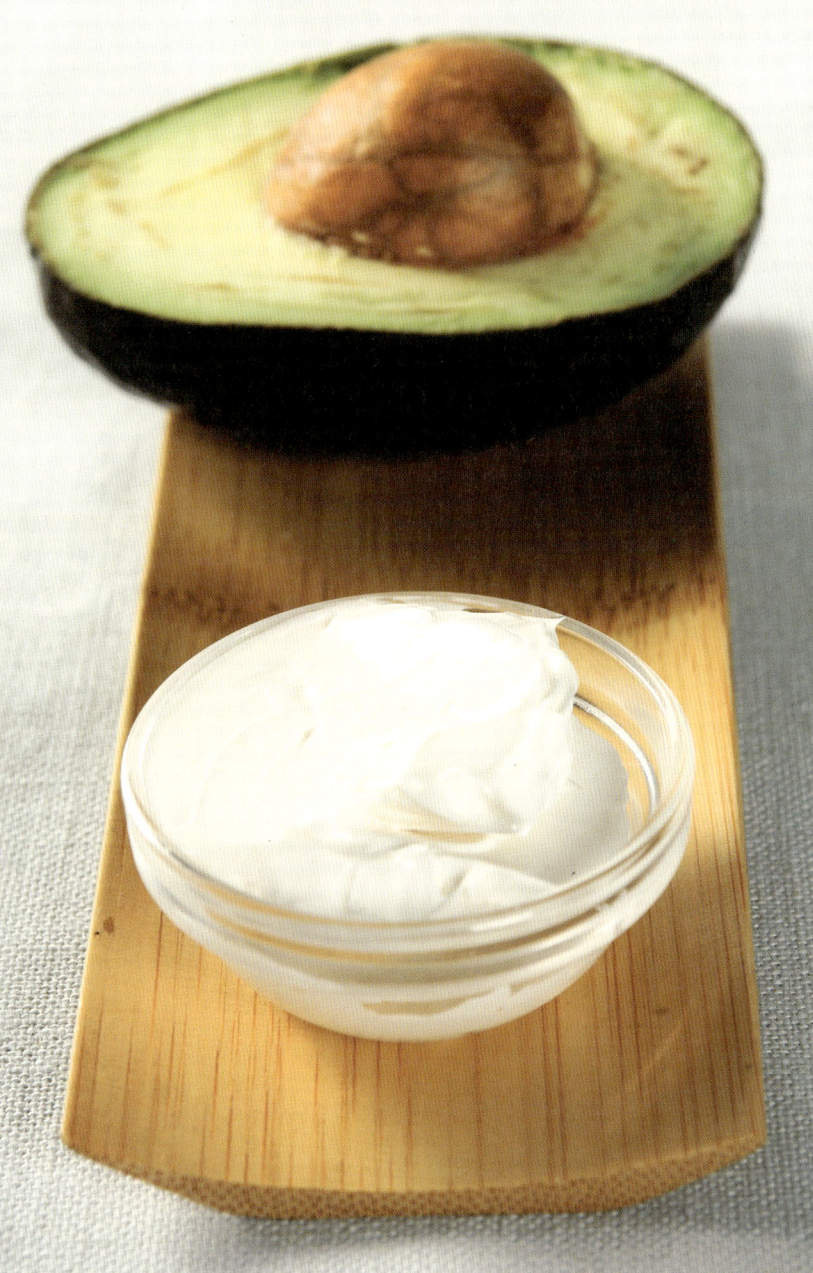

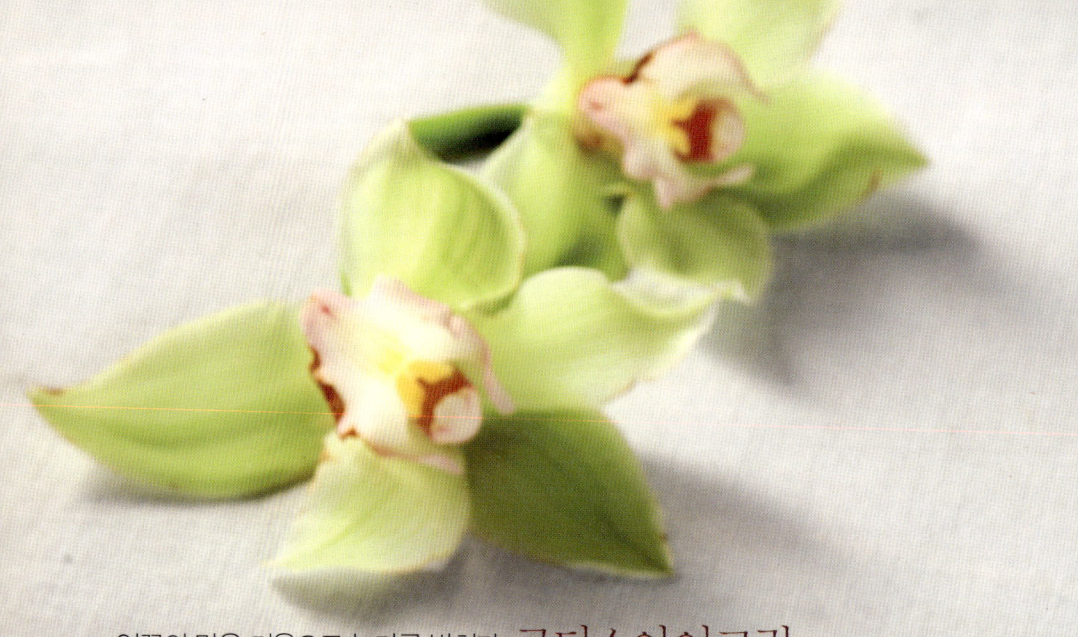

연꽃의 맑은 기운으로 눈가를 밝히다 로터스아이크림

노화의 여러 원인 중에서 주목하고 관리해야 할 것은 활성산소다.
연꽃오일에 포함된 캄페롤 성분은 항산화작용으로 피부 노화 원인인 유해활성산소를 중화시켜 주어 피부세포를 보호해 준다. 연꽃으로 눈가에 노화 원인을 확실하게 없애 보자.

피부 타입 눈 전용
rHLB 6.83

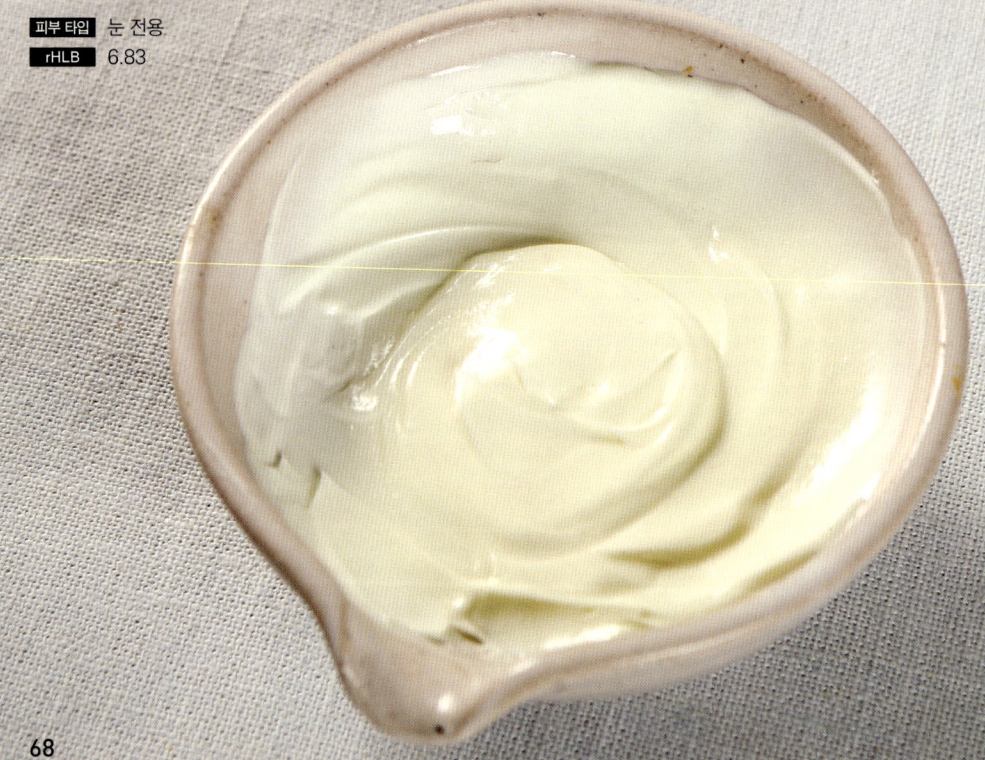

수상재료
인삼 추출물 30g
작약 추출물 9g
당귀 추출물 10g
EGF나노좀 5g
리피듀어PMB 0.5g
히알루론산 7g

유상재료
호호바오일 8g
스위트아몬드오일 8g
아르간오일 6g
보리지오일 5g
연꽃오일 3g

유화제
올리브유화왁스 4.5g
GOE 2.5g

후 첨가재료
비타민E 1g
천연 방부제 1g
로즈 에센셜오일 6방울
샌달우드 에센셜오일 2방울

1 수상재료를 유리 비커에 계량한다.
2 유상재료와 유화제를 또 다른 유리 비커에 계량한다.
3 핫플레이트 위에서 수상재료와 유상재료를 각각 65~70도 정도로 가열한다.
4 온도가 맞으면 유상재료에 수상재료를 서서히 부으면서 알뜰주걱으로 빠른 속도로 젓는다.
  이때 미니핸드블렌더를 이용하면 좋다.
5 크림이나 로션의 점도가 원하는 바에 도달할 때까지 빠른 속도로 젓는다.
6 후 첨가재료를 넣고 조금 더 젓는다.
7 미리 소독한 용기에 담고 1~2일 정도 경과 후에 냉장고에 넣어 사용한다.

연꽃의 강력한 노화관리
연꽃 하면 흔히 불교적인 냄새나 동양적인 느낌이 연상되지만, 종교가 우리의 정신을 정화시켜 주는 것처럼 연꽃의 훌륭한 성분들은 우리의 몸을 정화시켜주기에 부족함이 없다. 활성산소 억제를 위해 비타민C나 비타민E를 찾곤 하는데, 연구에 의하면 연꽃이 훨씬 더 강력한 효능이 있다고 한다.

까칠한 손을 부드럽게 세어핸드크림

핸드크림의 원래 목적은 손을 부드럽고 탄력 있게 만들고자 하는 것이다. 하지만 시판되는 핸드크림들은 사용감을 가장 중시하다보니 미네랄 오일과 화학성분들이 대부분을 차지한다. 카리테 나무에서 얻어지는 세어버터는 그 자체로도 훌륭한 보습제이며 피부를 부드럽게 해주는 핸드크림으로 손색이 없다.

| 피부 타입 | 손·발 전용 | rHLB | 7.62 |

수상재료
정제수 30g
판테놀 6g
히알루론산 7g
글리세린 10g

유상재료
세어버터 20g
호호바오일 5g
녹차씨오일 4g
IL천연에스테르 4g
세틸알코올 1g

유화제
에멀시파잉왁스 5.3g
GOE 2.7g

후 첨가재료
세라마이드 1g
천연방부베 1g
라벤더 에센셜오일 8방울
라임 에센셜오일 3방울
스피아민트 에센셜오일 3방울

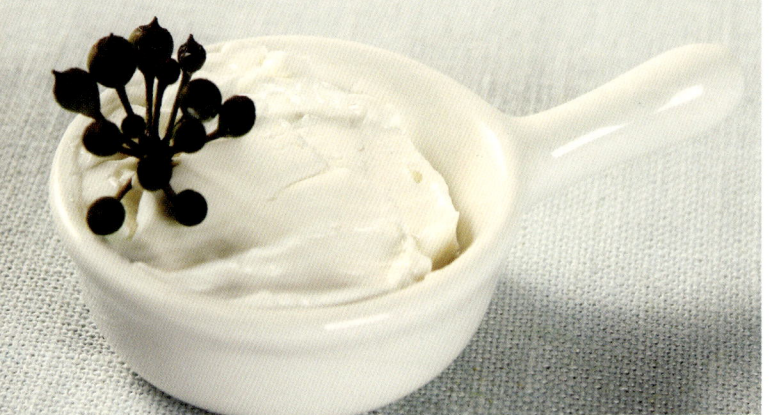

1. 수상재료를 유리 비커에 계량한다.
2. 유상재료와 유화제를 또 다른 유리 비커에 계량한다.
3. 핫플레이트 위에서 수상재료와 유상재료를 각각 65~70도 정도로 가열한다.
4. 온도가 맞으면 유상재료에 수상재료를 서서히 부으면서 알뜰주걱으로 빠른 속도로 젓는다. 이때 미니핸드블렌더를 이용하면 좋다.
5. 크림이나 로션의 점도가 원하는 바에 도달할 때까지 빠른 속도로 젓는다.
6. 후 첨가재료를 넣고 조금 더 젓는다.
7. 미리 소독한 용기에 담고 1~2일 정도 경과 후에 냉장고에 넣어 사용한다.

피부 거부반응이 없는 세어버터
세어버터는 사람의 피지성분과 매우 유사하여 손에 발랐을때 피부에서 거부반응이 거의 없다. 부드럽고 보습력이 좋아서 천연립밤의 원료 및 바디버터, 아토피를 위한 상품으로 활용된 경우도 많다.

수상재료
정제수 34g
알로에베라젤 10g
티타늄옥사이드(Tio2) 액상 8g
산화아연(ZnO) 액상 5g
히알루론산 5g

유상재료
블랙세서미오일 10g
호호바오일 6g
세어버터 8g
IL천연에스테르 2g
신나메이트 2g
올리왁스LC 1g

유화제
올리브유화왁스 5g
GOE 2g

후 첨가재료
비타민E 1g
천연 방부제 1g
라벤더 에센셜오일 10방울
제라늄 에센셜오일 5방울
로즈우드 에센셜오일 3방울

자외선 잡아 주는 블랙세서미선블럭크림

자외선 차단제는 UVA와 UVB를 모두 차단할 수 있어야 한다. 천연재료이면서 이러한 요구를 가장 잘 부합할 수 있는 재료는 티타늄디옥사이드와 산화아연이다. 이 성분들은 25%까지도 안전하게 사용할 수 있다. 또한 블랙세서미에는 세사몰이라는 훌륭한 천연 자외선 차단 능력이 있다. 천연으로도 훌륭한 자외선크림을 만들 수 있다.

피부 타입 모든 피부, 자외선 차단용　**rHLB** 7.23

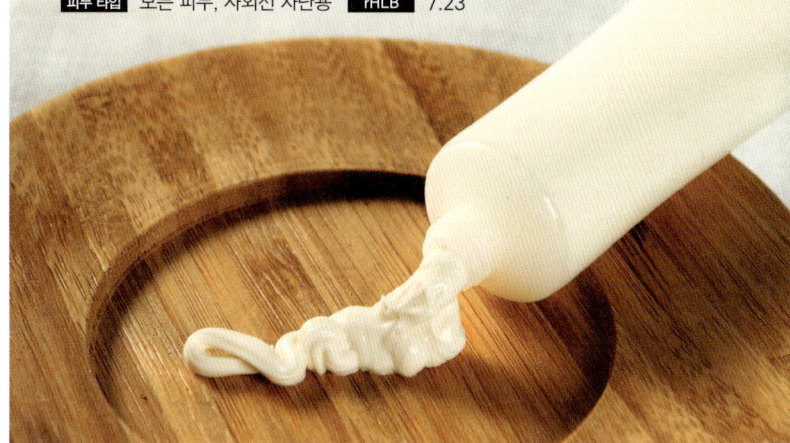

1. 수상재료를 유리 비커에 계량한다.
2. 유상재료와 유화제를 또 다른 유리 비커에 계량한다.
3. 핫플레이트 위에서 수상재료와 유상재료를 각각 65~70도 정도로 가열한다.
4. 온도가 맞으면 유상재료에 수상재료를 서서히 부으면서 알뜰주걱으로 빠른 속도로 젓는다. 이때 미니핸드블렌더를 이용하면 좋다.
5. 크림이나 로션의 점도가 원하는 바에 도달할 때까지 빠른 속도로 젓는다.
6. 후 첨가재료를 넣고 조금 더 젓는다.
7. 미리 소독한 용기에 담고 1~2일 정도 경과 후에 냉장고에 넣어 사용한다.

천연화장품의 자외선 차단 능력
SPF를 높이기 위해서는 화학성분들이 다량배합 되어야 하지만, SPF수치와 무관하게 어떤 자외선 차단제이건 2~3시간마다 덧발라 주어야 제대로 효과를 볼 수 있다. 실제로 SPF 수치는 별 의미가 없는 셈이다. 천연성분으로 만들면 SPF 수치가 높지는 않지만, 가장 효과적으로 자외선을 차단해 준다. 약간의 백탁도 생긴다. 그러나 진정 건강한 피부를 위해 자외선 차단제를 사용하려면 실제 효과와 이름뿐인 효과를 구별해야 한다.

순하게 피부를 살리는 호호바로션

천연화장품을 만들게 된 모태는 아로마테라피이다. 지금처럼 다양한 오일들이 없었을 때에도 아로마테라피에서는 호호바오일 단 한 가지로 피부케어를 훌륭하게 했다. 오래전부터 활용되었고 구식의 냄새도 나지만 지금도 천연화장품 레시피의 중심에는 호호바오일이 있다.

피부 타입 모든 피부, 건성 피부, 바디로션
rHLB 6.44

1 수상재료를 유리 비커에 계량한다.
2 유상재료와 유화제를 또 다른 유리 비커에 계량한다.
3 핫플레이트 위에서 수상재료와 유상재료를 각각 65~70도 정도로 가열한다.
4 온도가 맞으면 유상재료에 수상재료를 서서히 부으면서 알뜰주걱으로 빠른 속도로 젓는다.
  이때 미니핸드블렌더를 이용하면 좋다.
5 크림이나 로션의 점도가 원하는 바에 도달할 때까지 빠른 속도로 젓는다.
6 후 첨가재료를 넣고 조금 더 젓는다.
7 미리 소독한 용기에 담고 1~2일 정도 경과 후에 냉장고에 넣어 사용한다.

바디로션으로도 쓰는 호호바로션
아보카도와 스위트아몬드오일은 어느 피부에나 좋은 무난한 오일이다.
이런 오일로 만든 순한 호호바로션은 몸 전체에 바르기도 좋다.

수상재료
정제수 42g
모이스틴 20g
율무 추출물 10g
히알루론산 7g

유상재료
호호바오일 6g
스위트아몬드오일 5g
아보카도오일 4g

유화제
에멀시파잉 왁스 2g
GOE 2g

후 첨가재료
비타민E 1g
천연 방부제 1g
라벤더 에센셜오일 10방울
제라늄 에센셜오일 3방울

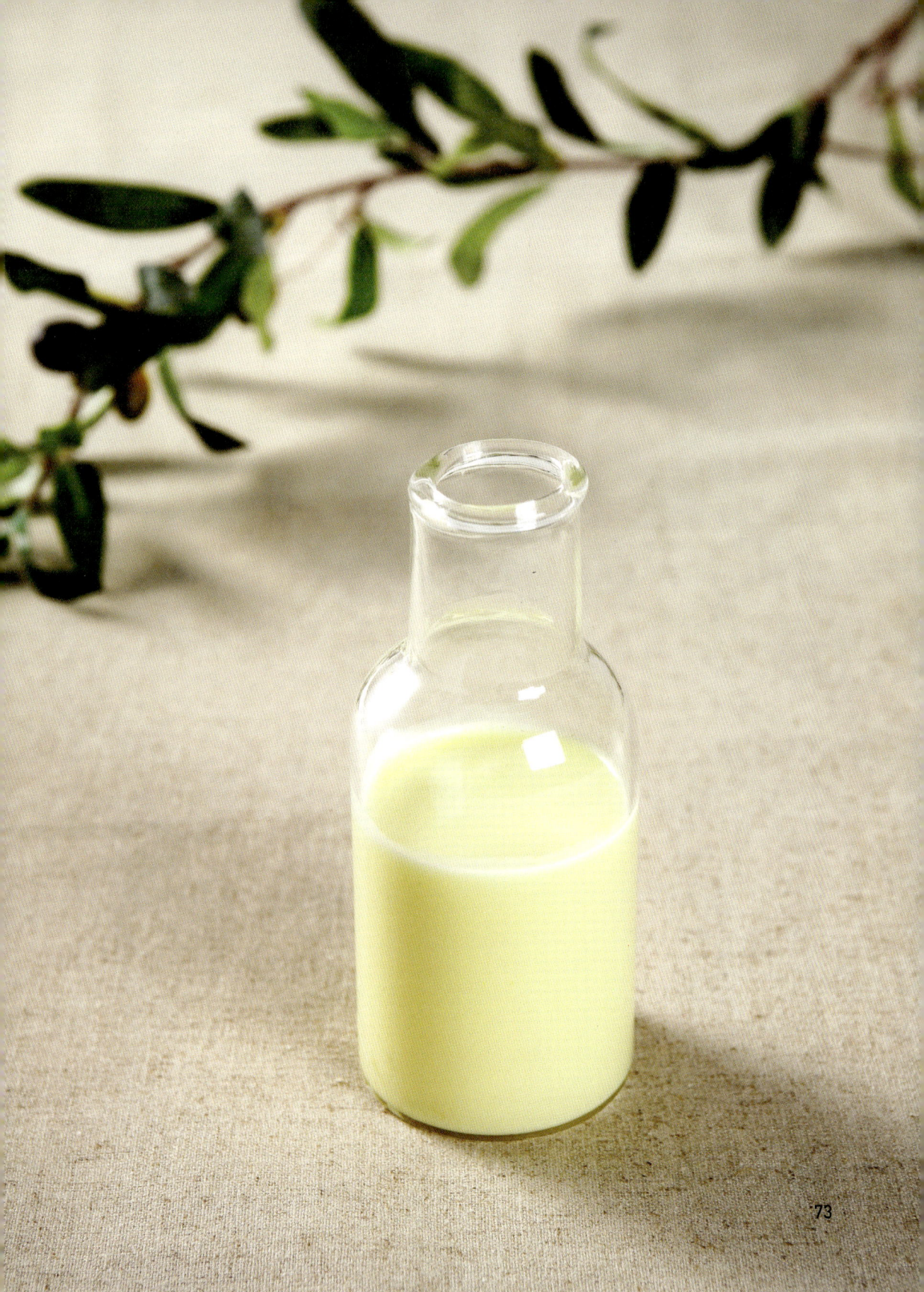

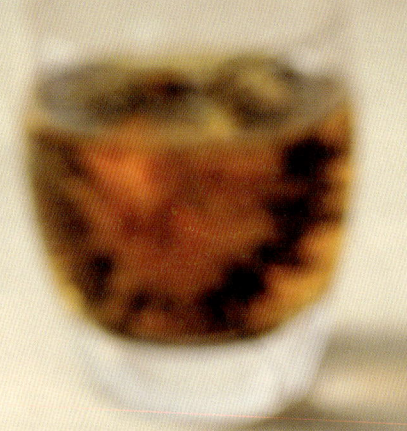

공기 중의 수분까지 끌어당기는 히알루론산로션

히알루론산은 중량의 200배에 달하는 수분을 보유할 수 있어
보습을 위주로 하는 로션과 크림에 자주 이용된다.
여기에 촉촉함을 더해 주는 밍크오일, 햄프씨드오일을 배합하면
건성 피부에 잘 맞는 보습로션이 탄생한다.

피부 타입 모든 피부, 민감성 피부, 건성 피부
rHLB 6.94

수상재료
로즈워터 43g
베타글루간 10g
수세미 추출물 10g
고투콜라 추출물 8g
히알루론산 8g

유상재료
살구씨오일 6g
달맞이꽃종자오일 5g
햄프씨드오일 4g

유화제
에멀시파잉왁스 2g
GMS 2g

후 첨가재료
비타민E 1g
천연 방부제 1g
라벤더 에센셜오일 10방울
로즈우드 에센셜오일 5방울
샌달우드 에센셜오일 2방울

1 수상재료를 유리 비커에 계량한다.
2 유상재료와 유화제를 또 다른 유리 비커에 계량한다.
3 핫플레이트 위에서 수상재료와 유상재료를 각각 65~70도 정도로 가열한다.
4 온도가 맞으면 유상재료에 수상재료를 서서히 부으면서 알뜰주걱으로 빠른 속도로 젓는다.
   이때 미니핸드블렌더를 이용하면 좋다.
5 크림이나 로션의 점도가 원하는 바에 도달할 때까지 빠른 속도로 젓는다.
6 후 첨가재료를 넣고 조금 더 젓는다.
7 미리 소독한 용기에 담고 1~2일 정도 경과 후에 냉장고에 넣어 사용한다.

보습의 핵심 히알루론산
화장품은 보습이라는 역할이 중요한데 그 중요한 역할을 책임질 수 있는 믿을 수 있는 재료가 바로 히알루론산이다.
그러니 히알루론산은 천연화장품에서는 빠질 수 없는 가장 핵심 재료라 할 수 있다.

수상재료
정제수 30g
차전초 추출물 18g
금은화 추출물 15g
황금 추출물 8g
히알루론산 7g

유상재료
달맞이꽃종자오일 6g
호호바오일 3g
카렌둘라오일 5g
보리지오일 2g

유화제
올리브유화왁스 2.5g
GOE 1.5g

후 첨가재료
비타민E 1g
천연 방부제 1g
라벤더 에센셜오일 10방울
캐모마일 에센셜오일 5방울

1 수상재료를 유리 비커에 계량한다.
2 유상재료와 유화제를 또 다른 유리 비커에 계량한다.
3 핫플레이트 위에서 수상재료와 유상재료를 각각 65~70도 정도로 가열한다.
4 온도가 맞으면 유상재료에 수상재료를 서서히 부으면서 알뜰주걱으로 빠른 속도로 젓는다.
 이때 미니핸드블렌더를 이용하면 좋다.
5 크림이나 로션의 점도가 원하는 바에 도달할 때까지 빠른 속도로 젓는다.
6 후 첨가재료를 넣고 조금 더 젓는다.
7 미리 소독한 용기에 담고 1~2일 정도 경과 후에 냉장고에 넣어 사용한다.

가려움증 잡아 주는 달맞이꽃로션
보리지오일과 달맞이꽃종자오일에 다량 함유된 감마리놀렌산(GLA)은 가려움증을 진정시키고
피부상처를 낫게 하는데 도움을 준다. 차전초(질경이 추출물), 금은화, 황금추출물들 역시
항염 효과가 뛰어나 민감한 피부나 알레르기로 고생하는 분들에게 도움이 될 것이다.

알레르기 피부를 위한 최적의 선택 **달맞이꽃로션**

달맞이꽃종자오일은 가려움증이나 염증에 탁월한 효능을 발휘한다.
이는 다른 식물성오일에 비해 다량 함유된 감마리놀렌산(GLA) 덕분이다.
가려운 건성피부라면 평소 기초화장을 할 때
달맞이꽃로션을 이용해 가려움과 건조함을 모두 잡아 보자.

피부 타입 모든 피부, 민감성 피부, 아토피 피부
rHLB 6.85

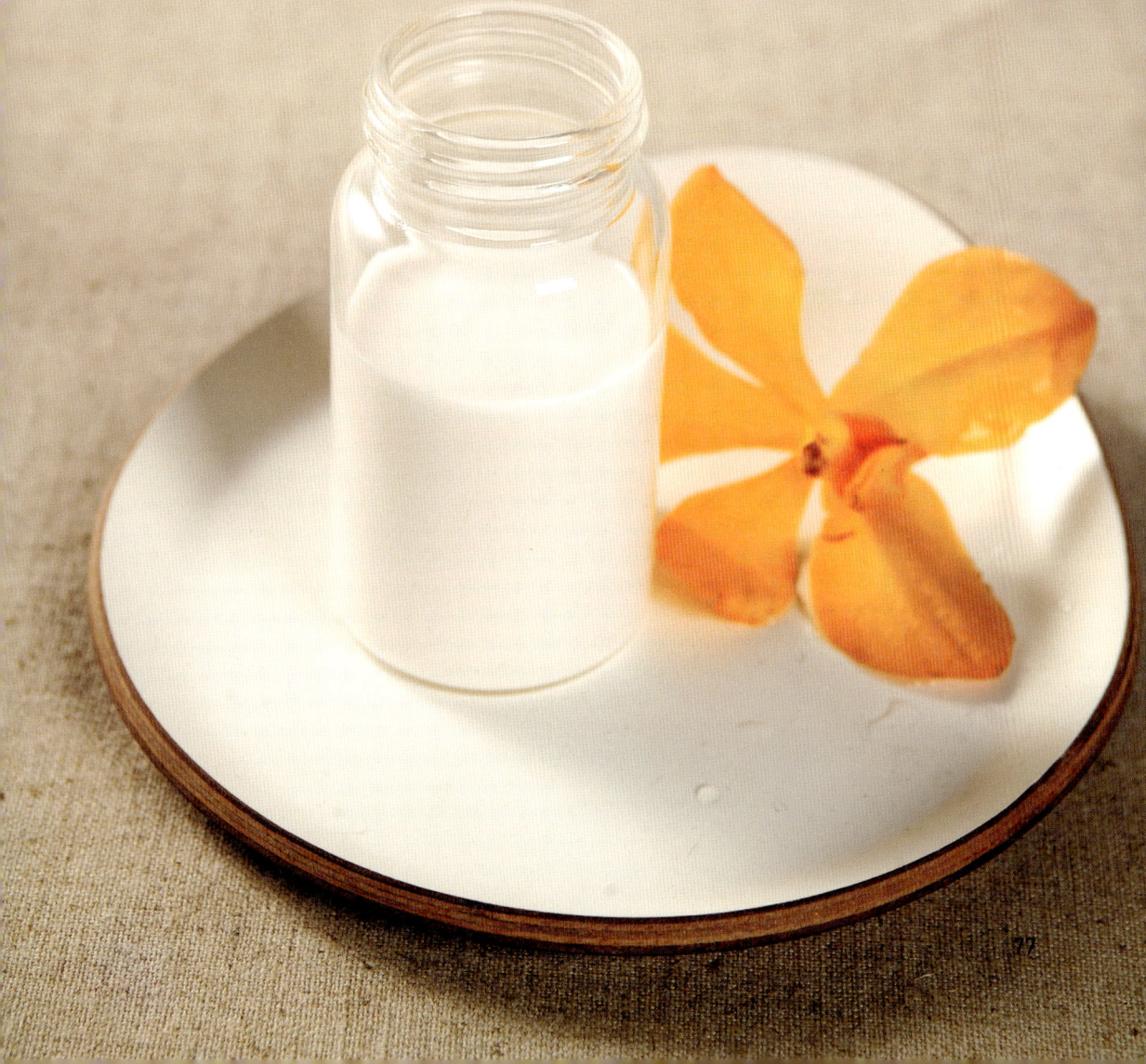

수상재료

정제수 34g
편백워터 10g
금은화 추출물 10g
마치현 추출물 10g
황금 추출물 5g
히알루론산 8g

유상재료

동백오일 7g
호호바오일 3g
카렌둘라오일 3g
메도우폼씨드오일 3g

유화제

올리브유화왁스 2.5g
GOE 1.5g

후 첨가재료

비타민E 1g
천연 방부제 1g
세라마이드 1g
라벤더 에센셜오일 15방울
캐모마일 에센셜오일 5방울
티트리 에센셜오일 3방울

동백의 기운을 담아 아토피를 잡다 카멜리아로션

동백꽃은 한국, 북한, 대만 등에서 열리기 때문에 서양보다는 동양에서 더 활용도가 높다.
특히 우리나라 제주도와 여수에서는 쓰임새 많고 활용가치 높은 동백을 이용하여
다양한 상품을 만들기 위해 박차를 가하고 있다. 그중 하나인 동백꽃오일은 아토피뿐만 아니라
피부보습에도 뛰어난 효과를 발휘한다.

피부 타입 여드름 피부, 바디로션용　**rHLB** 6.85

1. 수상재료를 유리 비커에 계량한다.
2. 유상재료와 유화제를 또 다른 유리 비커에 계량한다.
3. 핫플레이트 위에서 수상재료와 유상재료를 각각 65~70도 정도로 가열한다.
4. 온도가 맞으면 유상재료에 수상재료를 서서히 부으면서 알뜰주걱으로 빠른 속도로 젓는다.
   이때 미니핸드블렌더를 이용하면 좋다.
5. 크림이나 로션의 점도가 원하는 바에 도달할 때까지 빠른 속도로 젓는다.
6. 후 첨가재료를 넣고 조금 더 젓는다.
7. 미리 소독한 용기에 담고 1~2일 정도 경과 후에 냉장고에 넣어 사용한다.

일본에서 더 유명한 동백오일
아토피 환자가 많은 일본에서 아토피 화장품을 만들 때
가장 많이 사용하는 식물성오일이 바로 동백오일(Camellia Oil)이다.
동백오일은 가려움증과 염증을 효과적으로 잡아 아토피 환자에게 유용하다.

기름기 많은 피부를 청량하게 애프리컷로션

애프리컷오일(살구씨)은 오일 중에서 가볍고 점성이 적은 오일로 모든 피부에 적합하다. 특히 기름기 많고 무거운 지성 피부에도 좋은데, 가볍고 흡수성이 좋아 기름기가 적게 느껴지기 때문이다. 비타민과 무기질이 풍부하여 지루성 피부의 특징인 여드름 피부에도 제격이다.

피부 타입 지성 피부, 청소년 여드름, 지루성 피부
rHLB 6.81

1 수상재료를 유리 비커에 계량한다.
2 유상재료와 유화제를 또 다른 유리 비커에 계량한다.
3 핫플레이트 위에서 수상재료와 유상재료를 각각 65~70도 정도로 가열한다.
4 온도가 맞으면 유상재료에 수상재료를 서서히 부으면서 알뜰주걱으로 빠른 속도로 젓는다.
 이때 미니핸드블렌더를 이용하면 좋다.
5 크림이나 로션의 점도가 원하는 바에 도달할 때까지 빠른 속도로 젓는다.
6 후 첨가재료를 넣고 조금 더 젓는다.
7 미리 소독한 용기에 담고 1~2일 정도 경과 후에 냉장고에 넣어 사용한다.

수상재료
정제수 34g
녹차 추출물 15g
병풀 추출물 15g
황금 추출물 10g
히알루론산 5g

유상재료
살구씨오일 7g
호호바오일 4g
카렌둘라오일 4g

유화제
에멀시파잉왁스 2g
GMS 2g

후 첨가재료
비타민E 1g
천연 방부제 1g
라벤더 에센셜오일 15방울
캐모마일 에센셜오일 5방울
티트리 에센셜오일 3방울

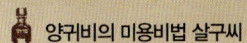 **양귀비의 미용비법 살구씨**
양귀비가 죽은 후 역대 미녀들은 살구씨를 이용하여 홍옥고를 만들어 피부미용에 사용하였다. 양귀비를 통해 살구씨가 피부를 윤택하게 하고 피부 세포에 영양을 공급한다는 사실이 널리 알려졌기 때문이다.

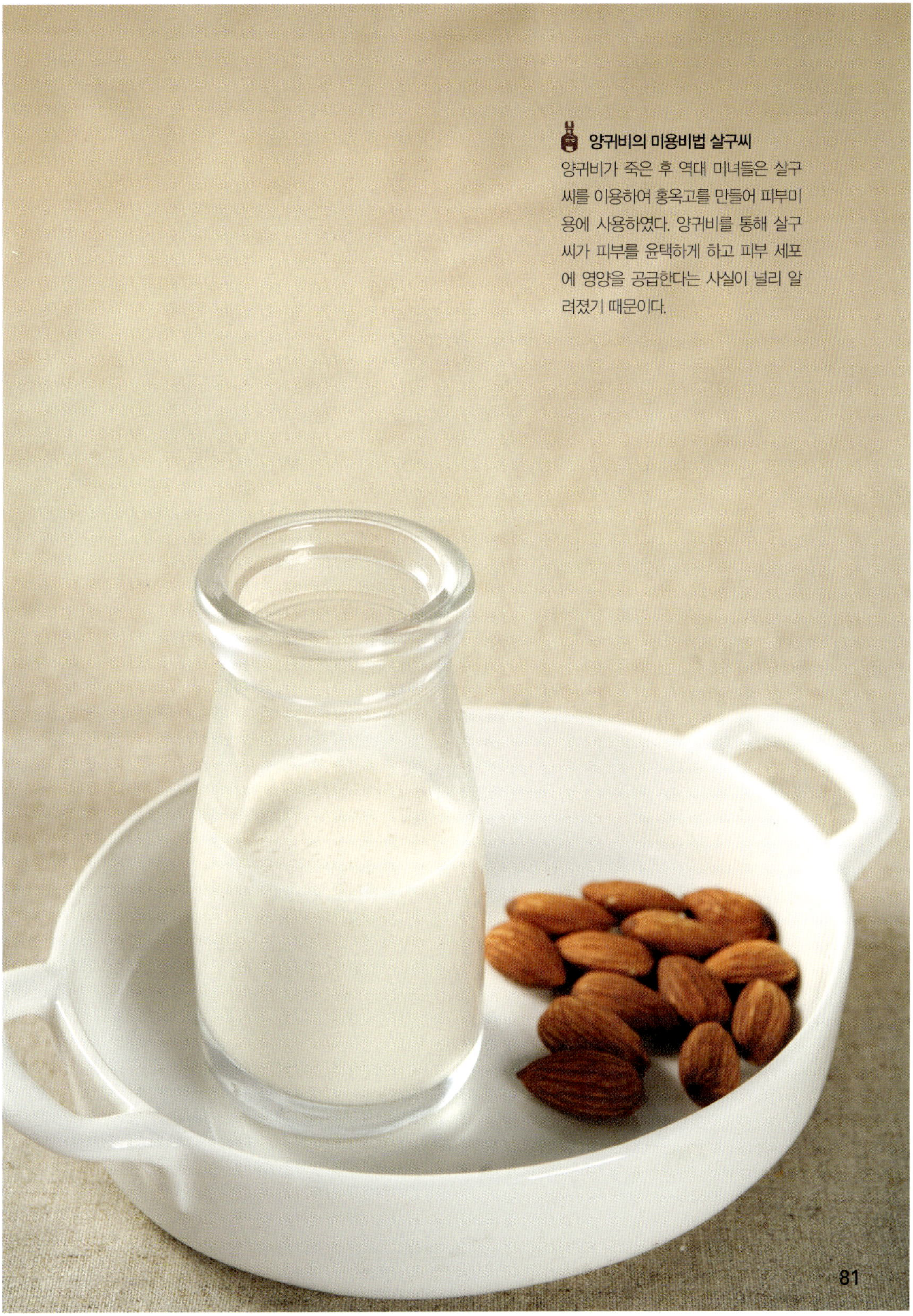

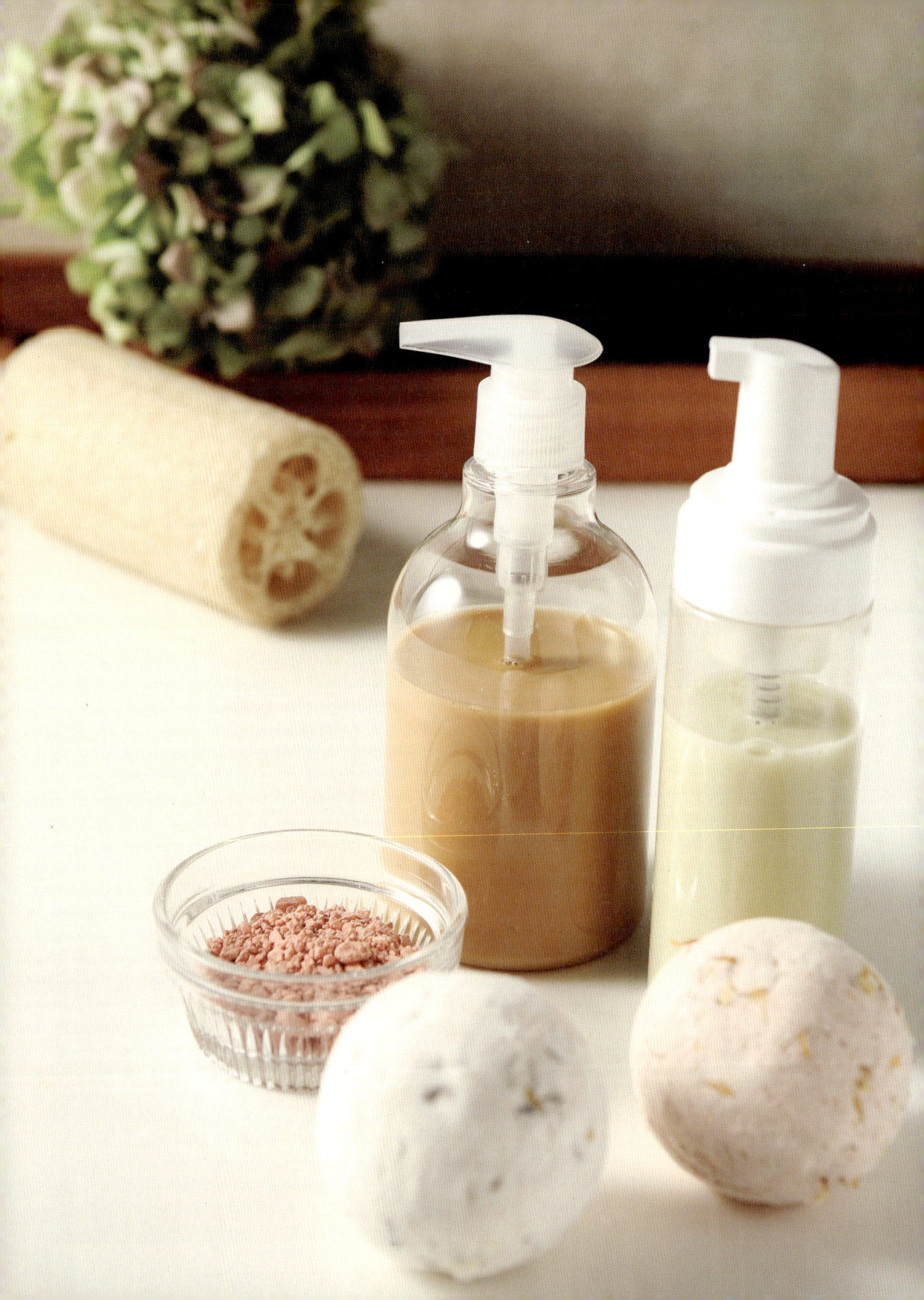

Chapter
04

머리부터 발끝까지, 바디&헤어 스페셜케어

화장품에는 스킨, 로션, 크림만 있는 것이 아니다.
샴푸와 린스부터 팩과 스파테라피까지
천연재료를 사용해 집에서 간단하게 스페셜케어를 즐기자.

머리카락도 자연을 원한다

우리가 사용하는 대부분의 샴푸에는 황산을 이용한 황산라우릴염(SLS, Sodium Lauryl Sulfate)이라는 계면활성제가 들어 있다. 이 물질은 거품을 풍부하게 하고 탁월한 세정력을 발휘하지만 자극이 심해 모근과 모방을 약화시킨다. 이는 탈모의 중요한 원인이 될 수 있다. SLS계통의 계면활성제 대신 순하고 자극이 적은 천연 재료로 샴푸를 만들어 보자.

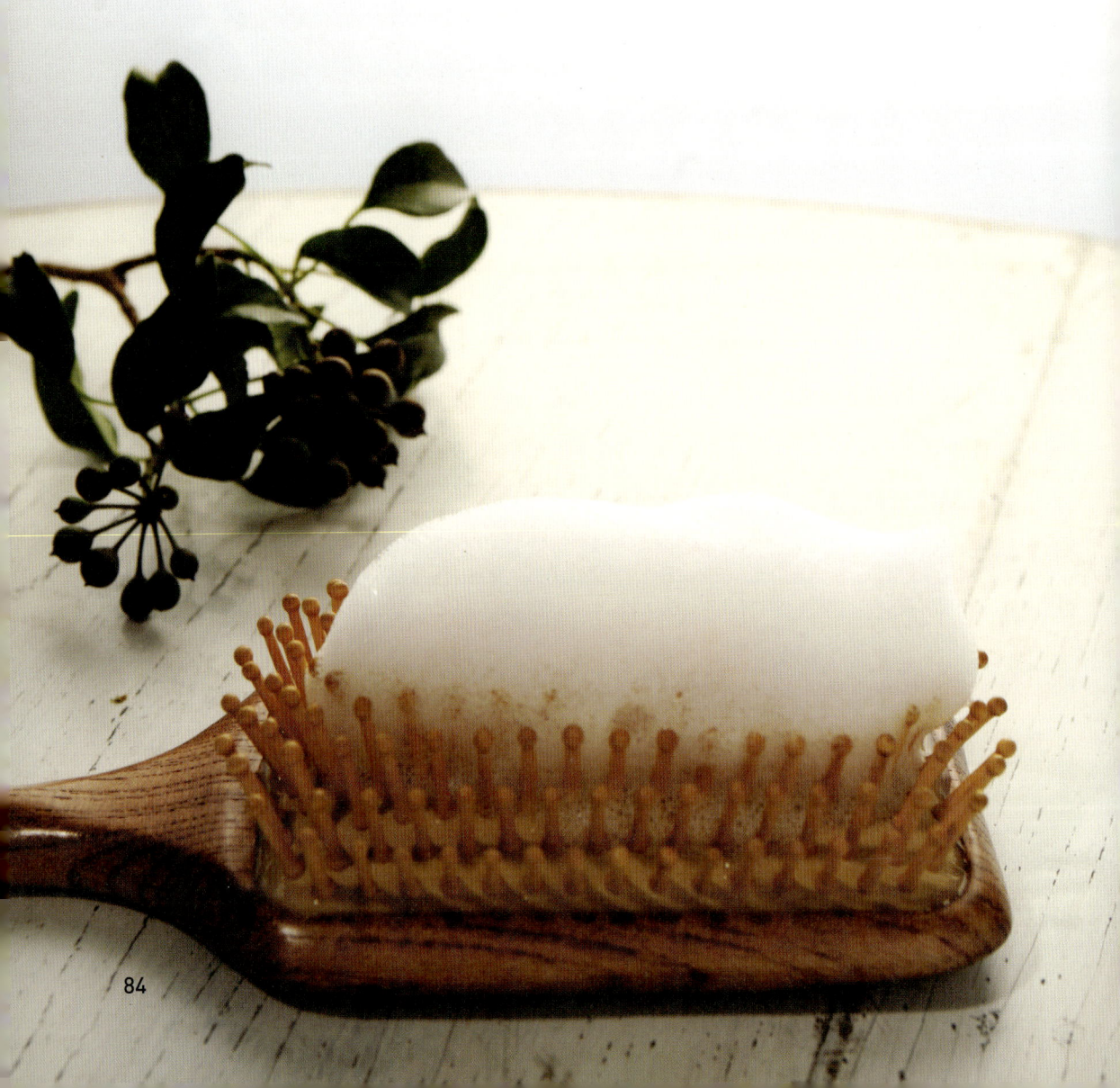

샴푸에 요구되는 요건들

샴푸는 두피와 모발에 묻은 오염 물질과 각질 등을 씻어 주고 두피를 건강하게 유지시켜 주는 제품이다. 풍부하고 지속성이 있는 거품과 적절한 세정력, 그리고 씻는 중에 모발의 손상이나 마찰이 적고 머리를 감은 후 모발이 부드러워지고 윤기가 흘러야 좋은 샴푸라고 할 수 있다. 또한 두피, 모발, 눈에 자극이 없는 것이 좋다.

순하고 자극 없는 천연샴푸

모발 약화나 가려움증, 탈모로 고민하다 천연샴푸를 접하고 증상이 완화된 사람들이 많다. 모발이 좋아진 데에는 여러 이유가 있을 수 있지만 가장 큰 이유로 꼽는 것은 SLS다. 천연샴푸에는 SLS 대신 순한 계면활성제가 쓰여서 두피와 모발 건강에 도움이 된다. 이 책에서는 아미노산을 이용한 계면활성제 PCS와 다양한 천연 계면활성제를 사용하여 순하고 자극 없는 제품을 만들 수 있도록 했다.

헤어린스의 기능

린스는 과도하게 씻어낸 모발의 유분을 보충하는 제품으로 샴푸 후에 주로 사용한다. 좋은 린스는 모발 표면을 보호하여 유연하고 매끄럽게 하고 정전기를 방지하며 자연스러운 광택을 부여한다. 린스는 또한 샴푸 후 제거되지 않은 계면활성제 성분들을 중화시켜 주어야 하는데, 이러한 역할을 위해 주로 양이온성 계면활성제와 유분으로 구성된다.

tip 샴푸, 린스의 배합성분비

구분	샴푸(%)	린스(%)	비고
수상재료	40~60	85~90	점증제 포함
계면활성제	30~50	2~10 (유상 포함)	유상재료 포함
후 첨가제	1~5	1~2	향료, 방부제 포함

Basic Recipe 천연샴푸&린스 만들기

샴푸와 린스는 수많은 재료와 그 양에 따라 레시피와 만드는 법이 각기 다르므로 표준안을 만들기가 쉽지는 않다. 지금 소개하는 샴푸와 린스 만들기는 여러 가지 방법 중 피부 자극이나 위험을 가장 많이 줄일 수 있는 방법이다.

재료 수상재료, 점증제, 계면활성제, 후 첨가재료(200g 기준)
도구 유리 비커 2개, 전자저울, 핫플레이트, 알뜰주걱, 스틱, 샴푸용기, 리트머스 시험지

1 수상재료에 점증제를 넣고 잘 섞는다.
2 1을 핫플레이트 위에서 60~70도로 가열하며 걸쭉하게 될 때까지 서서히 젓는다.
3 2의 재료에 계면활성제 재료를 넣고 핸드블렌더로 빠른 속도로 저어 균일하게 만든다.
4 리트머스 시험지를 이용해 pH가 5.0~7.0 이내인지 측정한다.
5 측정 결과 pH7 이상이면 구연산 2g을 뜨거운 물 10g에 녹여 조금씩 섞으며 pH를 7이하로 조정한다.
6 후 첨가재료를 넣고 핸드블렌더로 1분 이상 고루 섞는다.
7 미리 소독해 둔 용기에 담는다.

- 일반적인 샴푸의 pH는 약산성이 되므로 위의 과정 중 4~5의 과정은 생략할 수 있다.

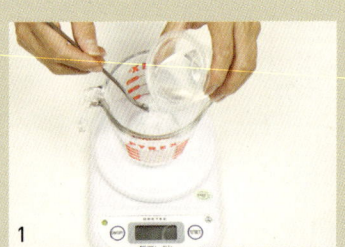
1

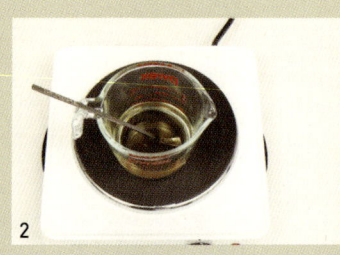
2

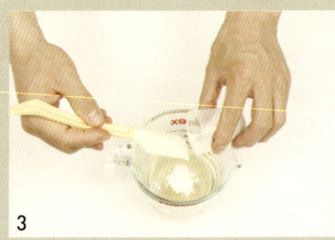
3

샴푸 · 린스에 자주 사용되는 계면활성제

명칭(약칭)	INCI name	특 징
애플계면활성제(APL)	Sodium cocoyl Apple Aminoacids	양쪽성, 저자극
피시지(PCG)	Potassium Cocoyl Glycinate	음이온, 아미노산
엘이에스(LES)	Disodium Laureth Sulfosuccinate	음이온
씨디이(CDE)	Cocamide DEA	점도증진제
코코베타인	Cocamidopropyl Betaine	양쪽성
내추럴베타인	Natural Betaine	천연양이온 보습
폴리쿼터10	Polyquarternium 10	양이온, 점증제
스테아릴암모늄(STAC)	Stearyl Trimethyl Ammonium	양이온, 린스
데실글루코오스	Decyl Glucose	천연계면활성제
글루카메이트	PEG-120 Methyl Glucose Dioleate	점증제, 컨디셔닝제
올리브 계면활성제	Sodium PEG-7 Olive Oil Carboxylate	음이온
올리브리퀴드	Olive Oil PEG 7 Ester	컨디셔닝, 유연

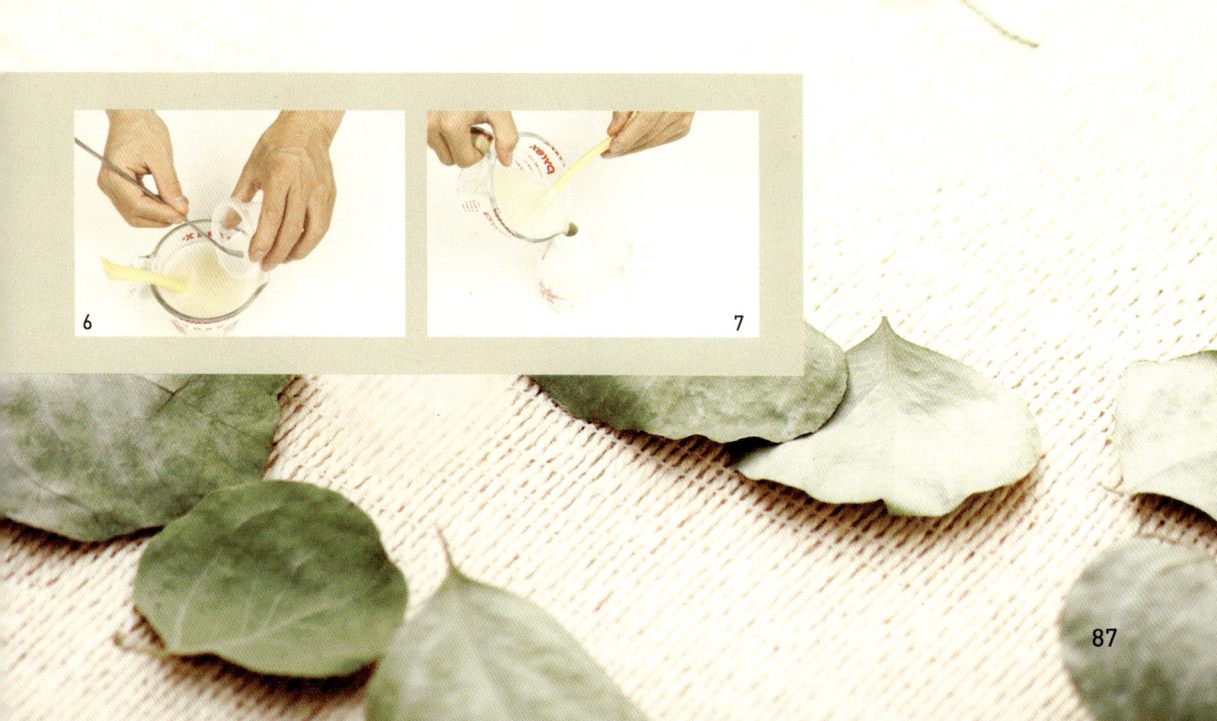

6 7

우리 아이를 위한 순한 애플베이비샴푸

사과주스에서 얻은 애플계면활성제(APL)는 자극이 거의 없는 재료로
여린 두피를 가진 아기들을 위한 샴푸에 적격이다.
또한 생분해 능력이 뛰어나 친환경적이다.

두피 타입 모든 두피, 민감성 두피, 유아용, 애견용

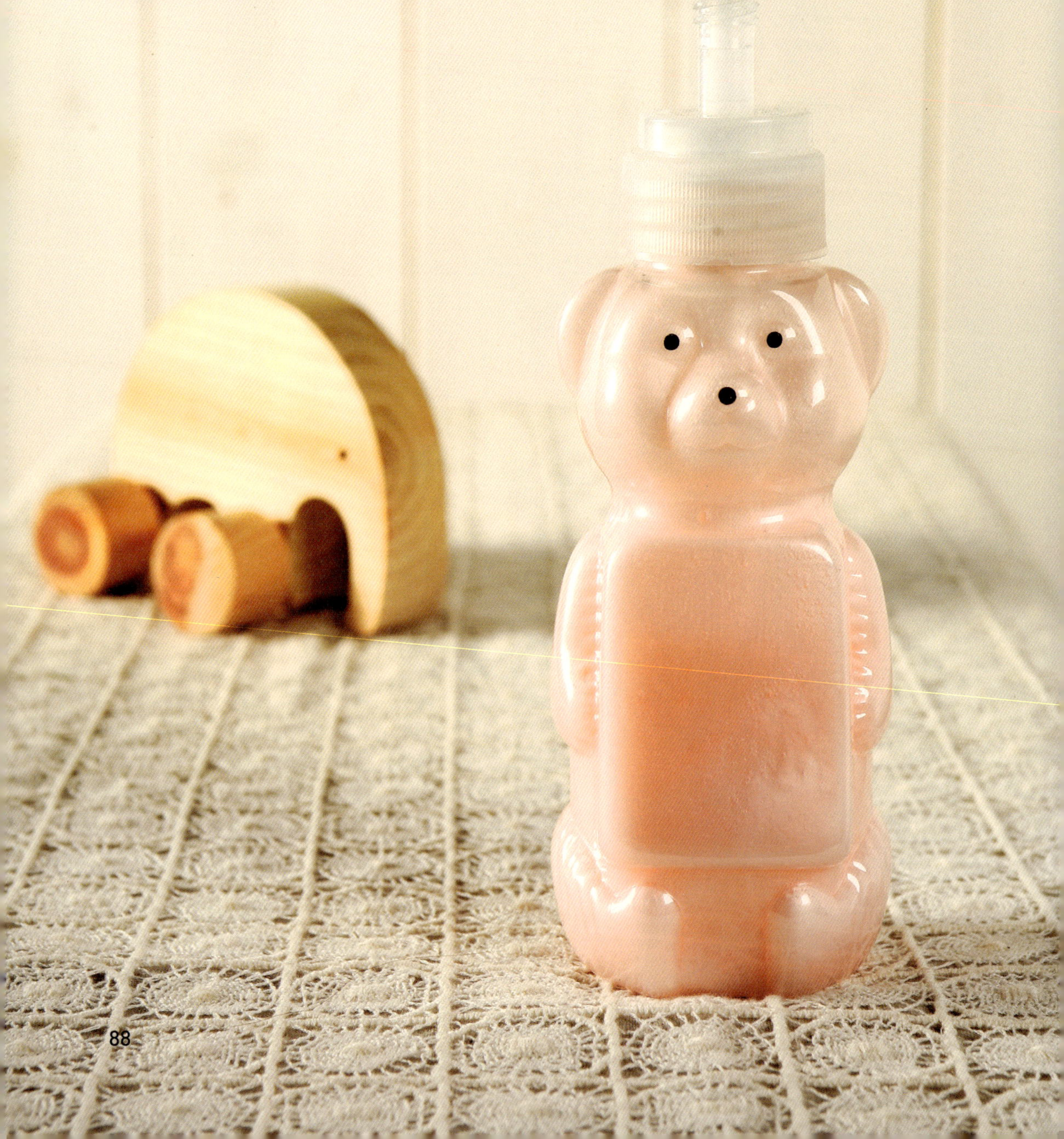

수상재료	계면활성제
정제수 20g	애플계면활성제 35g
내추럴베타인 20g	PCG 35g
유카 추출물 20g	올리브계면활성제 25g
알로에베라젤 20g	CDE 5g
실크아미노산 10g	올리브리퀴드 2g

점증제	후 첨가재료
글루카메이트 3g	호호바오일 2g
	천연 방부제 2g
	올리브리퀴드 2g
	라벤더 에센셜오일 10방울
	오렌지 에센셜오일 15방울
	레몬 에센셜오일 10방울

1 수상재료에 점증제를 넣고 잘 섞는다.
2 1을 핫플레이트 위에서 60~70도로 가열하며 걸쭉하게 될 때까지 서서히 젓는다.
3 2의 재료에 계면활성제 재료를 넣고 핸드블렌더로 빠른 속도로 저어 균일하게 만든다.
4 리트머스 시험지를 이용해 pH가 5.0~7.0 이내인지 측정한다.
5 측정 결과 pH7 이상이면 구연산 2g을 뜨거운 물 10g에 녹여 조금씩 섞으며 pH를 7이하로 조정한다.
6 후 첨가재료를 넣고 핸드블렌더로 1분 이상 고루 섞는다.
7 미리 소독해 둔 용기에 담는다.

재료를 저을 때는 핸드블렌더로

계면활성제와 다른 재료들을 잘 섞으려면 빠른 속도로 재료를 휘저어야 한다.
이럴 때는 주방용 핸드블렌더를 이용하는 것이 좋다.

비듬을 방지하는 프로폴리스샴푸

항균작용이 좋은 프로폴리스 추출물과 타마누오일, 티트리오일, 황금 추출물을 첨가하여 모발에 자극 없이 비듬을 예방해 주는 건강 샴푸를 만들어 보자.

두피 타입 비듬 두피, 민감성 두피, 가는 모발, 애견용

1 스테인리스 비커에 수상재료와 점증제를 계량하고 잘 섞는다.
2 1을 핫플레이트 위에서 60~70도까지 가열하며 걸쭉하게 될 때까지 서서히 젓는다.
3 2의 재료에 점도가 생기면 계면활성제 재료를 넣고 핸드블렌더로 빠른 속도로 저어 균일하게 만든다.
4 구연산 1g을 뜨거운 물 5g에 녹여 넣는다.
5 나머지 첨가물을 모두 넣고 핸드블렌더로 1분 이상 고루 섞는다.
6 미리 소독해 둔 용기에 담는다.

수상재료
EM 녹차발효액 40g
로즈마리 추출물 10g
하수오 추출물 10g
황금 추출물 10g
프로폴리스 추출물 10g
내추럴베타인 10g

점증제
폴리쿼터10 1g
글루카메이트 2g

계면활성제
PCG 65g
코코베타인 33g
CDE 4g

후 첨가재료
타마누오일 2g
천연 방부제 3g
구연산 1g
라벤더 에센셜오일 10방울
티트리 에센셜오일 10방울
시더우드 에센셜오일 10방울
레몬 에센셜오일 10방울

알칼리성 샴푸는 구연산으로 산도 조절

PCG는 저자극 재료지만 약알칼리성 계면활성제이므로 머리가 엉킬 가능성이 있다. 이럴 때는 구연산으로 산도를 조절하여 약산성 샴푸로 만들면 된다.

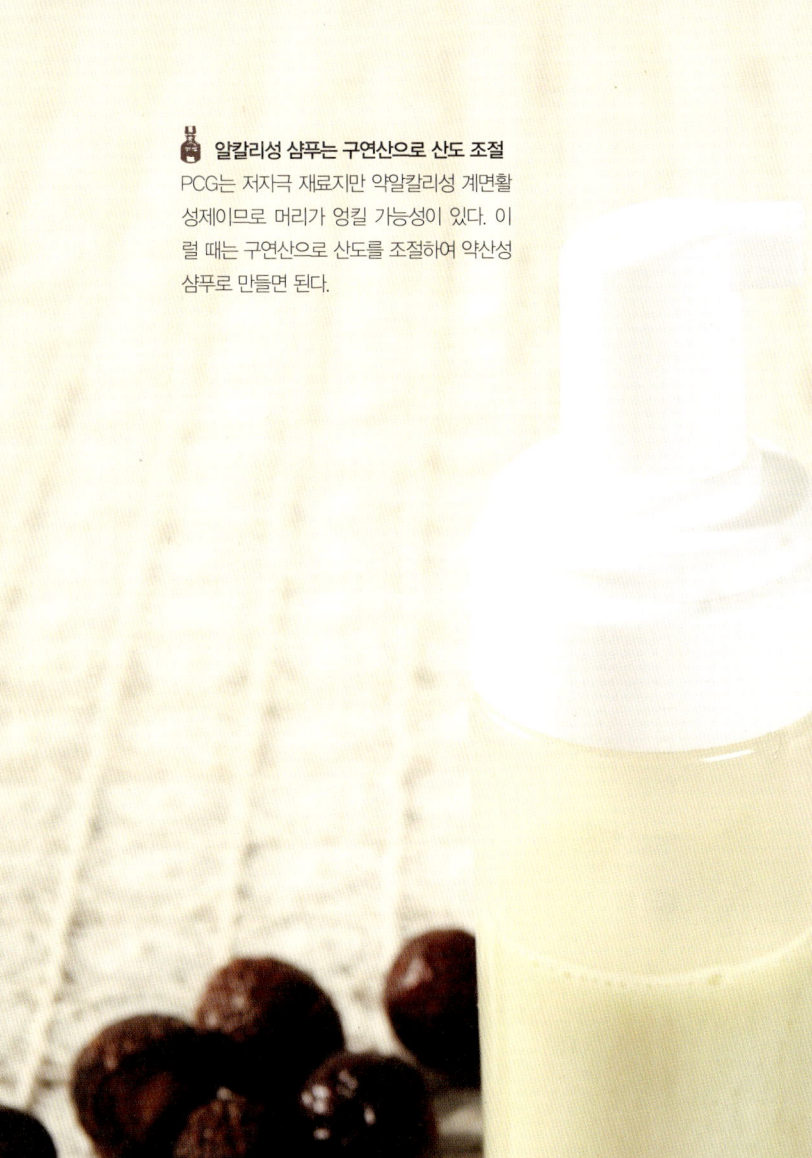

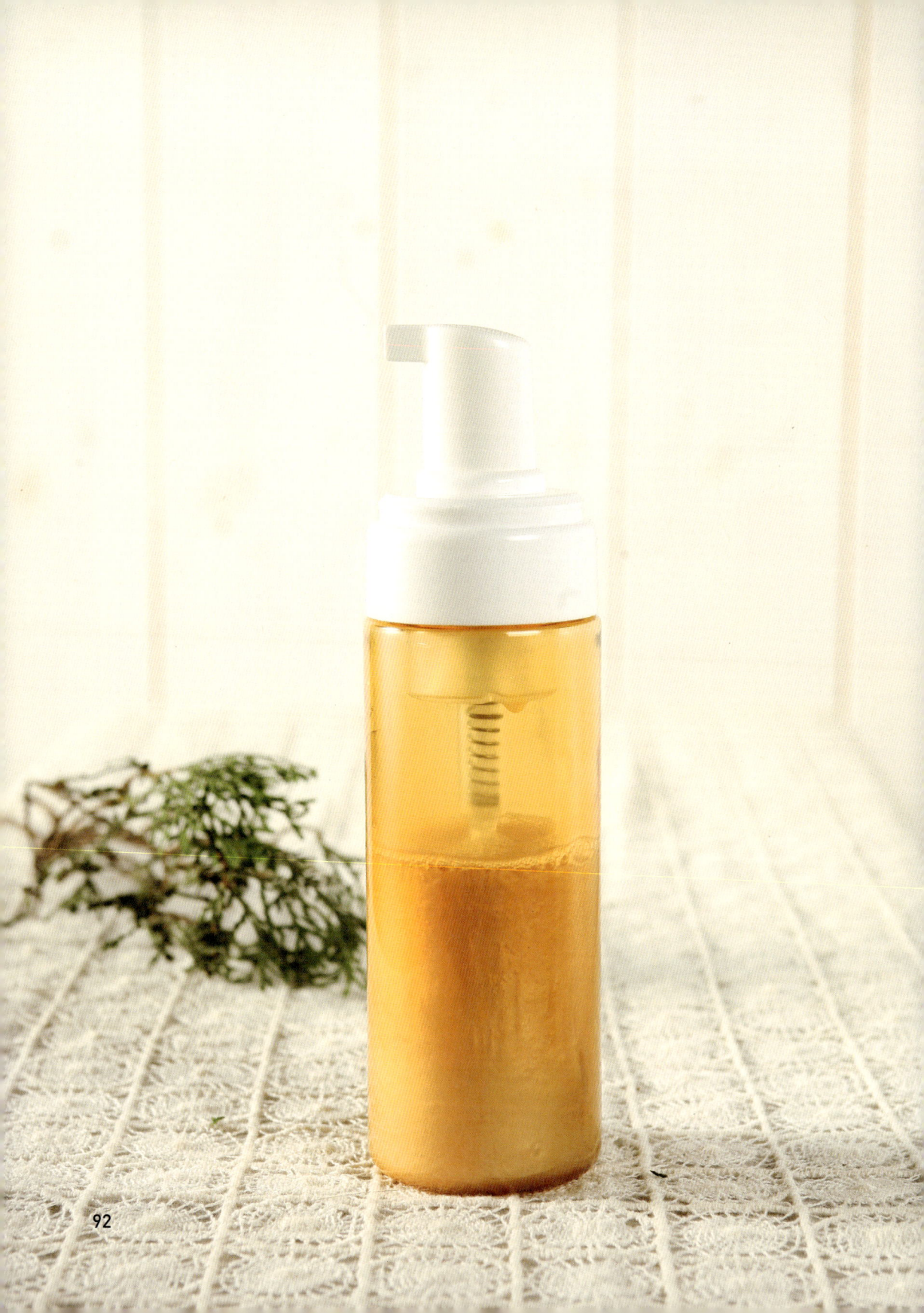

탈모를 예방하고 발모를 돕는 측백엽샴푸

측백엽은 예부터 탈모를 예방하고 발모를 촉진하는 재료로 유명하다.
측백엽으로 세수를 하면 얼굴에도 털이 난다는 농담이 있을 정도다.
여기에 두피의 혈행을 돕는 고삼과 은행잎 추출물까지 더해 모발 고민을 덜었다.

두피 타입 모든 두피, 지루성 두피, 탈모, 가는 모발

1 스테인리스 비커에 수상재료와 점증제를 넣고 잘 섞는다.
2 1을 핫플레이트 위에서 60~70도까지 가열하며 걸쭉하게 될 때까지 서서히 젓는다.
3 2의 재료에 점도가 생기면 계면활성제 재료를 넣고 핸드블렌더로 빠른 속도로 저어 균일하게 만든다.
4 나머지 첨가물을 모두 넣고 핸드블렌더로 1분 이상 고루 섞는다.
5 미리 소독해 둔 용기에 담는다.

모발 건강에 도움이 되는 재료
이 레시피에 사용된 재료 외에도 고삼 추출물, 고투콜라 추출물, 실크프로틴, 녹차,
작약, 당귀, 감초, 상백피, 네톨, 유카, 솝워트 등은 모발 건강에 도움이 되는 재료들이다.

수상재료
편백워터 30g
측백엽 추출물 20g
내추럴베타인 10g
실크아미노산 10g
은행잎 추출물 10g
하수오 추출물 8g
헤나 추출물 5g

점증제
폴리쿼터10 1g
글루카메이트 2g

계면활성제
LES 35g
PCG 30g
코코베타인 30g
CDE 5g

후 첨가재료
올리브스쿠알란 2g
천연 방부제 2g
올리브리퀴드 2g
라벤더 에센셜오일 10방울
로즈마리 에센셜오일 10방울
페퍼민트 에센셜오일 5방울
편백 에센셜오일 10방울

수상재료
정제수 55g
하수오 추출물 30g
케라스젠 20g
내추럴베타인 70g
글리세린 10g
STAC 1g

유상재료
호호바오일 3g
올리브스쿠알란 2g
세틸알코올 2g

유화제
올리브유화왁스 2g

후 첨가재료
비타민E 1g
올리브리퀴드 2g
천연 방부제 2g
라벤더 에센셜오일 10방울
스피아민트 에센셜오일 8방울
일랑일랑 에센셜오일 2방울

1 수상재료를 전자저울로 계량해 유리 비커에 담는다.
2 유상재료와 유화제를 전자저울로 계량해 또 다른 유리 비커에 담는다.
3 수상재료와 유상재료를 각각 핫플레이트에 올리고 65~70도 정도가 되도록 가열한다.
4 두 재료의 온도가 맞으면 유상재료에 수상재료를 서서히 부으면서 빠른 속도로 젓는다.
5 일반 린스의 점도와 비슷해질 때까지 계속 젓다가 점도가 맞으면 그대로 둔다.
6 재료가 식어 온도가 약간 떨어지면 후 첨가재료를 추가한 다음 조금 더 젓는다.
7 미리 소독한 용기에 담는다.

찰랑이는 머릿결의 비밀, 양이온 계면활성제

린스의 핵심은 양이온 계면활성제를 이용하여 샴푸 후 거칠어진 모발을 정돈하는 것이다.
첨가된 STAC(염화트리메틸암모늄)는 양이온 계면활성제이며
내추럴베타인은 천연에서 추출한 양이온 계면활성제이다.

까마귀도 탐내는 비단 같은 머릿결 하수오린스

하수오(何首烏)의 한자를 풀면 '이것을 먹으면 어찌 까마귀처럼 검게 되지 않겠는가'라는 뜻이다. 이 말 그대로 하수오는 모발에 필요한 다양한 영양소의 보고이며 흰머리와 탈모에도 효과가 있다. 까마귀처럼 검게 만들어 주는 하수오의 자양분을 우리 머릿결에도 쏙쏙 넣어 보자.

두피 타입 모든 두피, 가는 모발, 흰머리

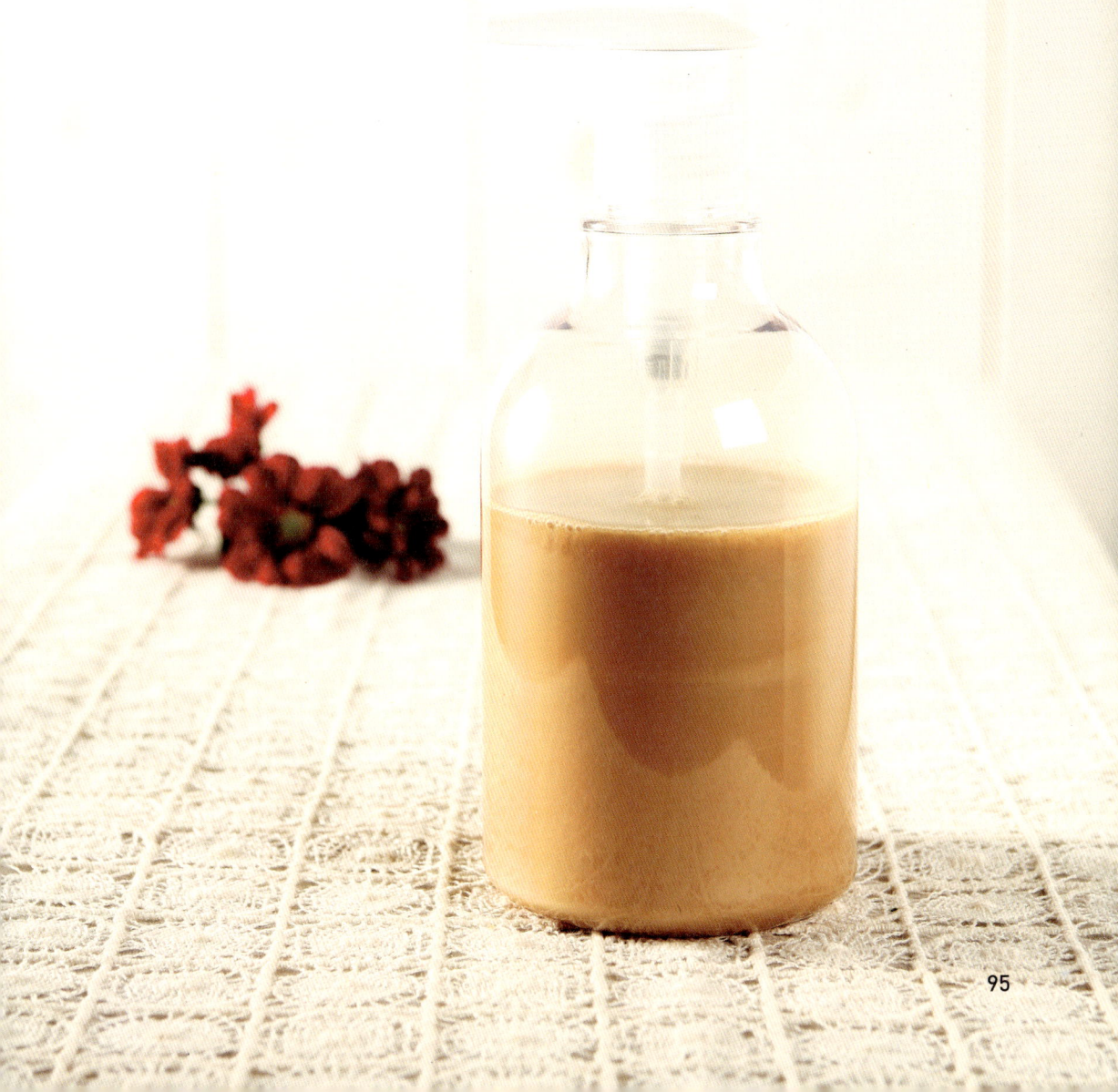

삼단같이 윤기 있고 풍성한 머리 **실크테라피트리트먼트**

트리트먼트는 린스보다 한 단계 강화된 것으로 머릿결을 보호하고 영양을 공급해 주는 제품이다. 샴푸 후 머리카락에 고루 바른 다음 2~3분 후에 씻어 내면 놀랍도록 보들보들해지는 머리카락을 발견할 수 있다. 트리트먼트에 들어간 실크아미노산은 모발과 가장 유사한 단백질 구조를 지니고 있어 모발에 필요한 충분한 영양을 공급해 준다.

두피 타입 모든 두피, 손상 모발   **rHLB** 7.22

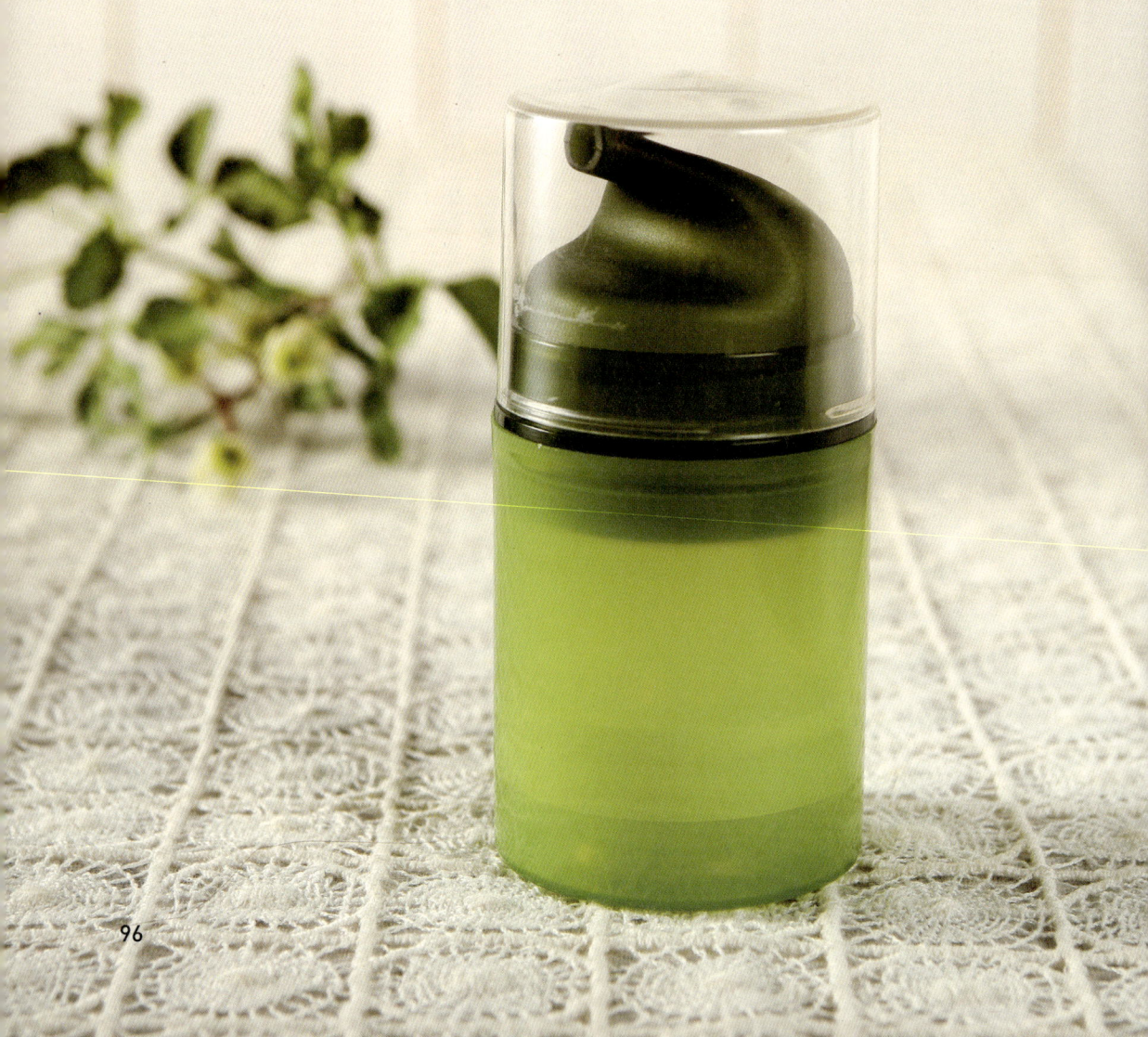

1 수상재료를 전자저울로 계량해 유리 비커에 담는다.
2 유상재료와 유화제를 전자저울로 계량해 또 다른 유리 비커에 담는다.
3 수상재료와 유상재료를 각각 핫플레이트에 올리고 65~70도 정도가 되도록 가열한다.
4 두 재료의 온도가 맞으면 유상재료에 수상재료를 서서히 부으면서 빠른 속도로 젓는다.
5 크림의 점도와 비슷해지면 후 첨가재료를 넣고 더 젓는다.
6 미리 소독한 용기에 담는다.

크림을 닮은 트리트먼트

이 트리트먼트 제품은 크림 정도의 제형을 목표로 하여 구성하였다.
만드는 방법도 샴푸보다는 크림 만들기와 비슷하므로 크림, 로션 만드는 방법을 참고 삼아 익혀 두면 좋다.

수상재료
캐모마일워터 10g
실크아미노산 20g
내추럴베타인 10g
판테놀 10g
히알루론산 5g

유상재료
호호바오일 16g
아르간오일 10g
올리브스쿠알란 5g
세틸알코올 2g
올리왁스LC 2g

유화제
올리브유화왁스 4.6g
GMS 2.4g

후 첨가재료
비타민E 1g
STAC 0.2g
올리브리퀴드 1g
천연 방부제 1g
라벤더 에센셜오일 10방울
제라늄 에센셜오일 8방울
레몬 에센셜오일 2방울

아기 피부를 만들어 주는
마스크팩과 스크럽

혈액 순환을 도와 피부의 신진대사를 높여 주는 마스크팩과 각질 제거를 위한 스크럽용품은 일주일에 두어 번 지속적으로 사용하면 눈에 보이는 효과를 느낄 수 있는 스페셜 케어 품목이다.

지친 피부에 생기를 주는 팩
'포장한다(Package)'는 의미를 지닌 팩은 피부 표면에 도포되어 수분 증발을 억제하고 노화된 각질의 제거, 모공 및 땀샘 등의 오염 물질을 제거하는 역할을 한다. 또한 피부에 활력을 주고 피부 색깔을 맑게 만들며 탄력을 증진시키기도 한다. 팩은 다른 기초화장품과 달리 가시적이고 즉각적인 효과를 보이므로 특별한 날 전에 스페셜 케어 제품으로 많이 사용된다.

이 책에서는 건조 후 떼어낼 수 있는 알긴산(Alginic acid)마스크팩과 클레이를 이용한 간단한 팩들을 소개한다. 알긴산마스크팩은 천연 재료로 만든 팩 중 떼어낼 수 있는 획기적인 제품이다. 시판되는 다양한 팩들은 PVA라는 필름막 형성 재료가 들어가는데 반해 알긴산은 그 자체가 점착성을 지녔으므로 특별한 화학물질을 넣지 않아도 쉽게 필오프(peel off) 타입의 천연팩을 만들 수 있다.

묵은 각질을 부드럽게 벗기는 스크럽
수명이 다한 피부 세포는 피부로부터 분리되어 자연스럽게 떨어져 나온다. 어린 나이에는 피부 세포의 순환이 활발하여 따로 각질을 제거할 필요가 없지만 성인기에 접어들면 점차 묵은 각질이 피부에서 제대로 떨어지지 않고 남아 있게 된다. 피부에 각질이 많이 쌓일 경우 아무리 좋은 화장품을 써도 그 영양이 제대로 흡수되지 않으며 피부색도 칙칙해진다. 스크럽은 이렇게 피부 표면에 쌓인 각질과 노화된 세포를 제거하고 새 세포 재생을 촉진시키는 역할을 한다. 일반적으로 일주일에 1~2회 정도의 스크럽을 하는 것이 적당한데 민감성 피부의 경우에는 스크럽 자체가 자극이 될 수 있으므로 2주에 한 번 정도 하는 게 좋다. 곡물 파우더, 천연 클레이, 쌀겨, 오트밀, 율피, 허브, 흑설탕, 원두커피 등을 이용해 천연 스크럽제를 만들 수 있다.

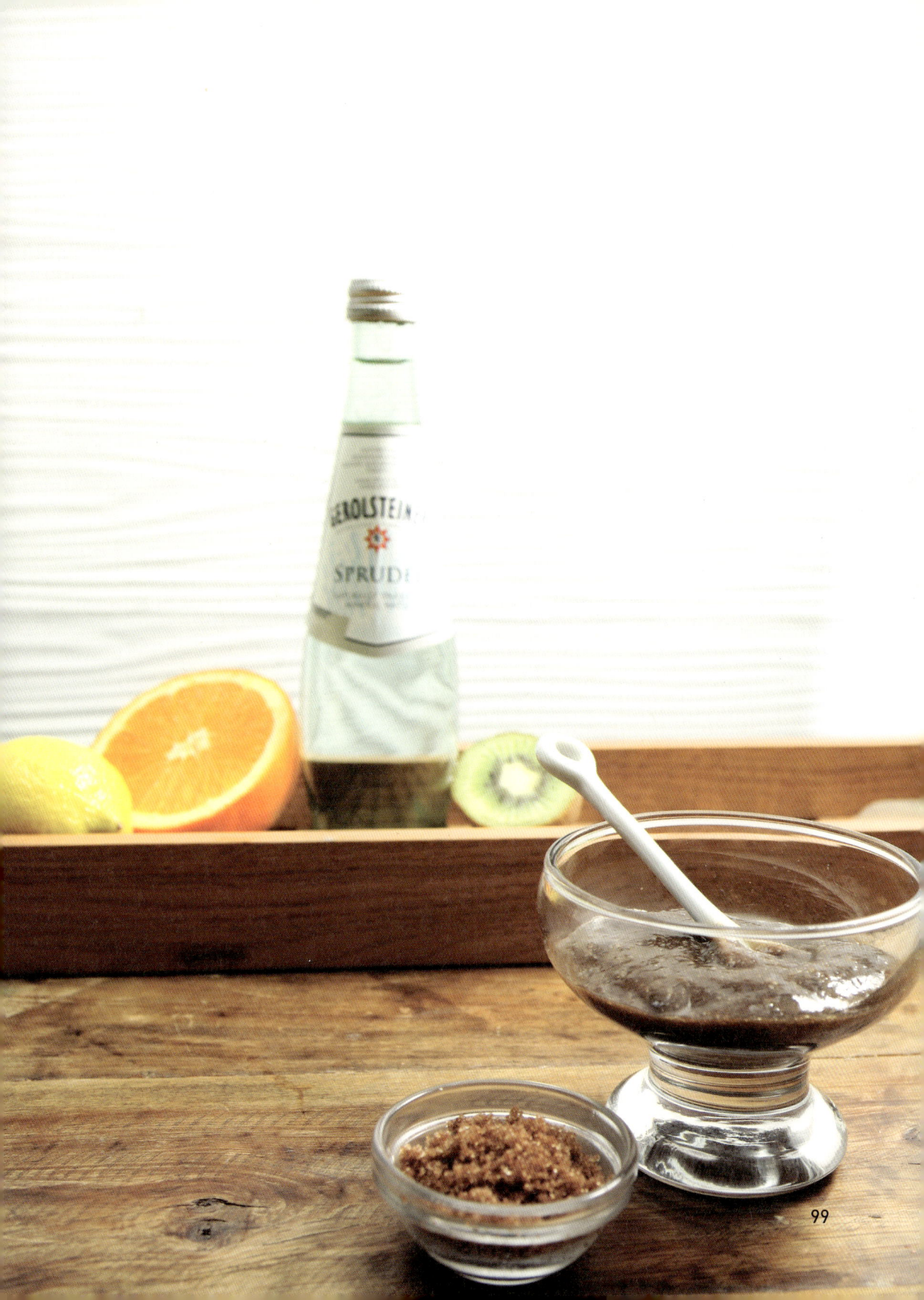

천연을 붙이고 떼어 낸다 알긴산 마스크팩

해조류에서 추출한 알긴산은 영양이 풍부하고 점착성이 있어 팩 재료로 그만이다. 보습성이 있는 데다 피부 대사를 촉진시켜 피부를 탄력 있고 깨끗하게 가꿔 준다.

피부 타입 모든 피부

겔화제
알긴산 10g

겔화조절제
황산칼슘 30g
산화아연 6g
구연산나트륨 5g

충진제
규조토 40g
카오린 10g

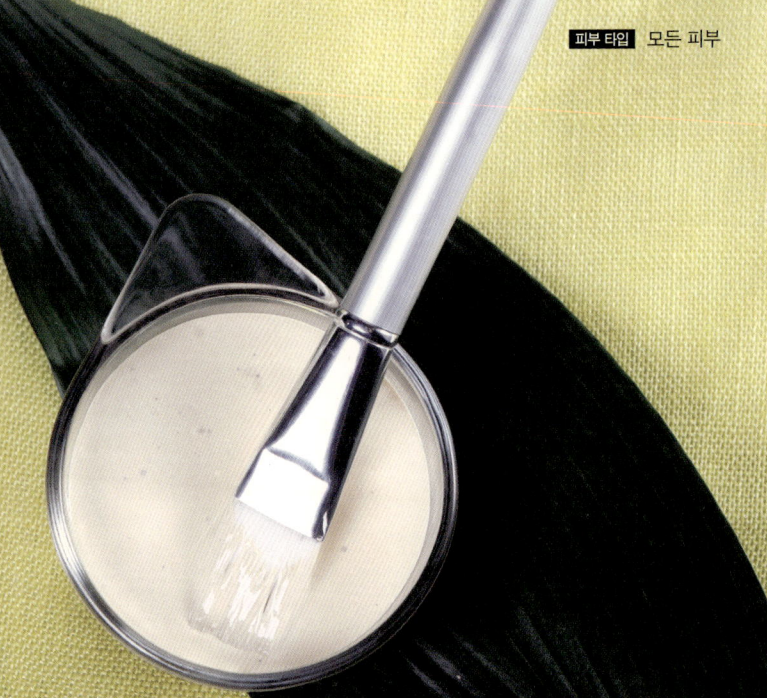

1. 각 재료를 순서대로 계량하여 믹서에 넣고 곱게 간다.
2. 1회 사용 시, 팩 재료 20g과 물 35~40g을 고루 섞는다. 에센셜오일을 넣고 싶다면 이때 1~2방울 첨가한다.
3. 얼굴에 고루 펴 바른 후 20분 정도 지나면 떼어 낸다. 떨어지지 않은 부분이 있으면 물로 씻는다.

물 대신 주스나 우유를…
물 대신에 과일주스나, 요구르트, 우유 등으로 팩 재료를 섞으면 피부에 더 많은 영양을 줄 수 있다. 마스크팩 재료는 입자가 고울수록 잘 섞이니 처음 재료를 준비할 때 곱게 갈아야 한다.

부드러운 각질 제거 흑설탕스크럽젤

유기농 흑설탕이 수상재료와 섞이면 피부에 에센스처럼 작용하면서 노폐물과 죽은 각질 세포를 부드럽게 제거해 준다. 스크럽 젤을 사용한 뒤 피부를 만지면 바로 보들보들한 피부를 확인할 수 있다.

피부 타입 모든 피부, 각질 피부

1 수상재료를 계량한 후 40~50도로 가열한다.
2 쟁탄검을 넣은 다음 잘 저어 균일한 상태의 점도를 만든다.
3 2에 유기농 흑설탕과 녹두 분말을 넣고 잘 젓는다.
4 후 첨가재료를 넣고 저은 다음 용기에 담는다.

유기농 흑설탕이 없다면
유기농 흑설탕이 아닌 일반 흑설탕을 사용할 경우 잘 녹지 않을 수 있다. 이럴 경우 수상재료의 온도를 약간 올린 후에 넣으면 시럽처럼 잘 녹는다.
이 제품은 다른 화장품보다 빨리 변할 수 있으므로 만든 후 2개월 이내에 사용해야 한다.

수상재료
정제수 40g
율무 추출물 10g
히알루론산 8g
AHA 추출물 3g

점증제
쟁탄검 2g

스크럽제
유기농 흑설탕 30g
녹두 분말 4g

후 첨가재료
비타민E 1g
천연 방부제 2g
라벤더 에센셜오일 10방울

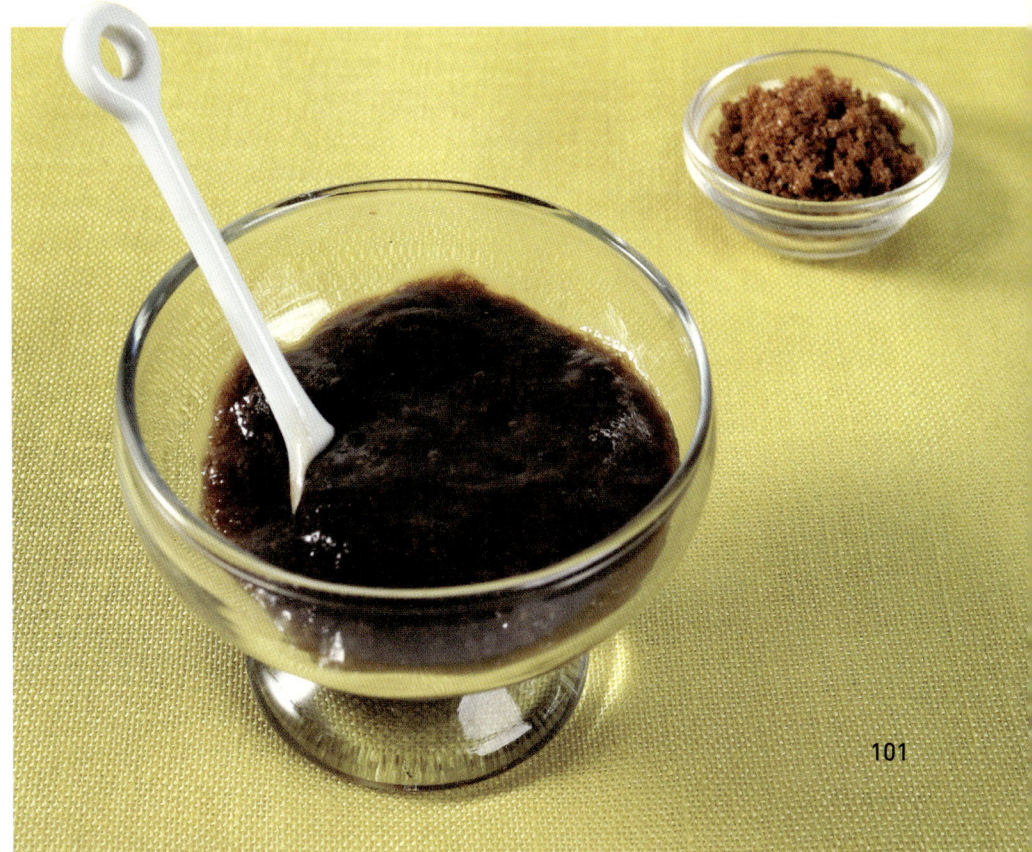

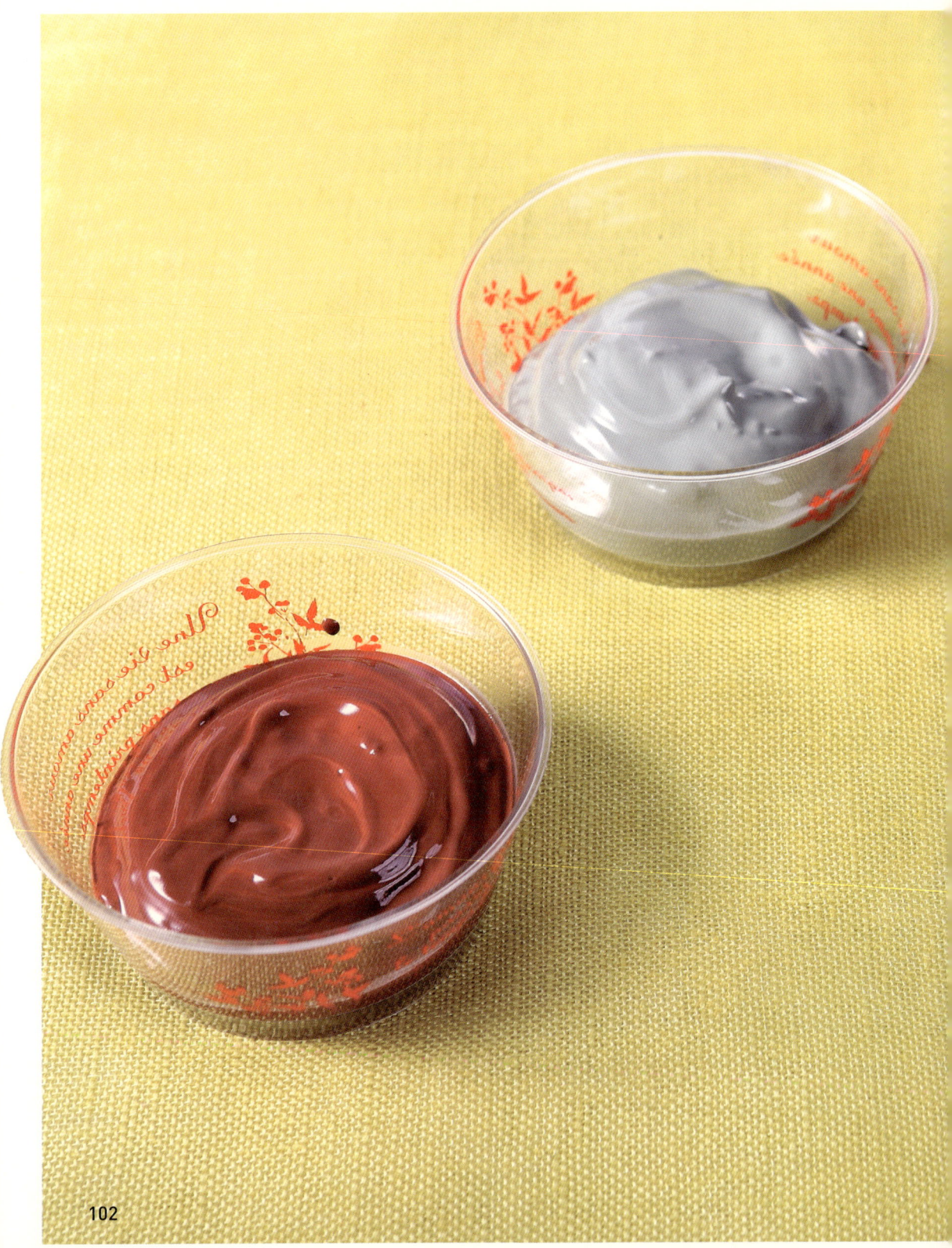

독소를 배출하는 디톡스팩 그린클레이마스크팩

그린클레이는 클레이 종류 중 가장 흡수력이 좋아 피부에 쌓인 노폐물과 독소를 한꺼번에 흡수한 뒤 배출한다. 이 팩은 여드름이나 뾰루지가 많이 나는 트러블성 피부와 지성 피부에 탁월한 효능을 발휘한다.

피부 타입 민감성 피부, 여드름 피부, 아토피 피부

재료
그린클레이 80g
카오린 20g

1. 그린클레이와 카오린을 계량하여 고루 잘 섞는다.
2. 1회 사용 시 팩 재료 10g과 물 15~20g을 고루 섞는다.
   에센셜오일을 넣고 싶다면 1~2방울 첨가한다.
3. 얼굴에 고루 펴 바른 다음 20분 정도 후에 잘 씻어 낸다.

각 클레이별 특징
옐로우클레이는 피부에 탄력을 주어 약해진 피부를 개선하는 효과가 있고 화이트클레이는 피부를 진정시키고 부드럽게 한다. 건성, 민감성 피부에 좋은 레드클레이는 정맥류 피부에 효과적이다.

피부를 깨끗하게 정화해 주는 핑크클레이마스크팩

클레이는 황토처럼 고운 흙을 말하는데, 다양한 무기질과 미네랄을 풍부하게 함유하고 있다. 여러 클레이 중 핑크클레이는 특히 피부를 깨끗하게 정화하는 효과가 뛰어나다.

피부 타입 모든 피부. 잡티 피부

재료
핑크클레이 75g
자수정 분말 20g
진주 분말 5g

1. 핑크클레이와 자수정 분말, 진주 분말을 잘 섞는다.
2. 1회 사용 시 팩 재료 10g과 물 15~20g을 고루 섞는다.
   에센셜오일을 넣고 싶다면 1~2방울 첨가한다.
2. 얼굴에 고루 펴 바른 다음 20분 정도 후에 잘 씻어 낸다.

거즈를 덧대 팩이 흐르지 않도록
팩은 제형에 따라 쉽게 흘러내릴 수 있으므로 묽은 팩을 이용할 때는 거즈를 얼굴에 붙이고 그 위에 팩을 바르는 것이 좋다.

욕실의 즐거움, 배스붐과 배스솔트

반신욕과 목욕은 바쁜 생활 속에서 즐기는 일상의 휴식이자 스파테라피다. 따뜻한 물에 몸을 담그는 것 자체로도 마음과 몸이 편안해지지만 여기에 약간의 효과를 준다면 더욱 즐거운 목욕이 가능하다. 반신욕을 더욱 빛나게 해 주는 배스붐과 배스솔트에 대하여.

물속에서 터지는 아로마 폭탄

배스붐(bath bomb)은 영문 그대로 목욕할 때 욕조에서 터지는 폭탄이다. 베이킹소다와 구연산이 들어간 배스붐은 물속에서 보글보글 기포를 내며 터지듯 녹아든다. 목욕을 싫어하는 아이라도 배스붐이 물에 녹는 것을 보여 주면 그 재미에 푹 빠져 목욕 시간을 기다리게 된다. 배스붐은 목욕물을 부드러운 연수로 만들어 주는 데다 아로마테라피 효과까지 있어 연약하고 민감한 피부를 가진 사람이 쓰기에 좋다.

바다를 닮은 물, 배스솔트

물을 통해 휴식과 건강을 선사하는 다양한 스파테라피가 인기를 얻고 있다. 아로마 배스솔트는 만들기도 쉽고 쓰기도 편해 집에서 간단하게 스파테라피를 즐기고 싶어하는 젊은 층에 인기가 높다. 배스솔트의 소금은 보통 조리용으로 쓰이는 굵은 소금, 꽃소금과는 다른 엡솜솔트인데 이 소금은 미네랄과 마그네슘 함유량이 높아 피부미용에 좋다. 소금을 넣은 물로 목욕을 하면 소금의 삼투압 작용으로 몸속의 노폐물과 독소가 빠진다. 에센셜오일을 섞은 배스솔트라면 아로마테라피 효과도 누릴 수 있다.

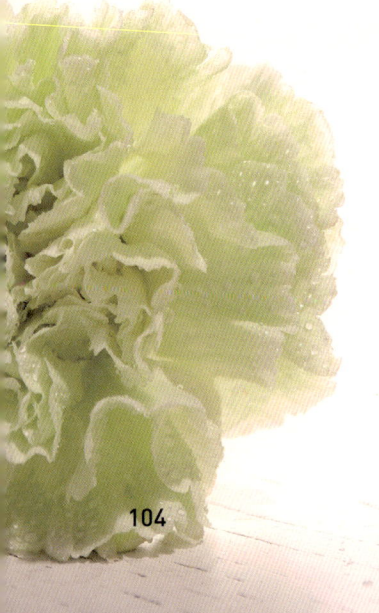
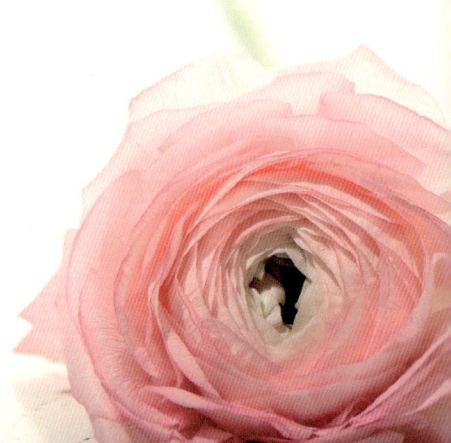

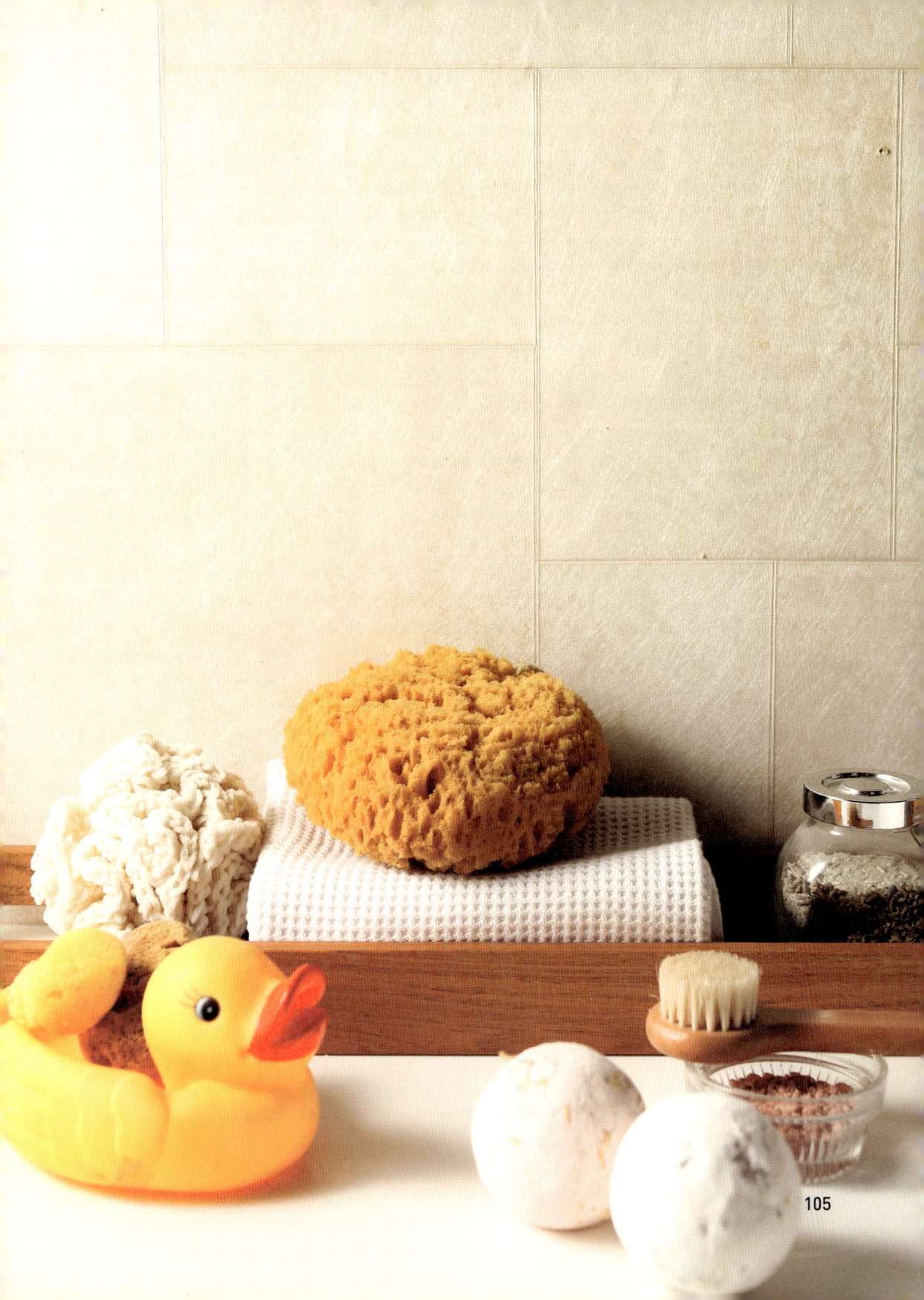

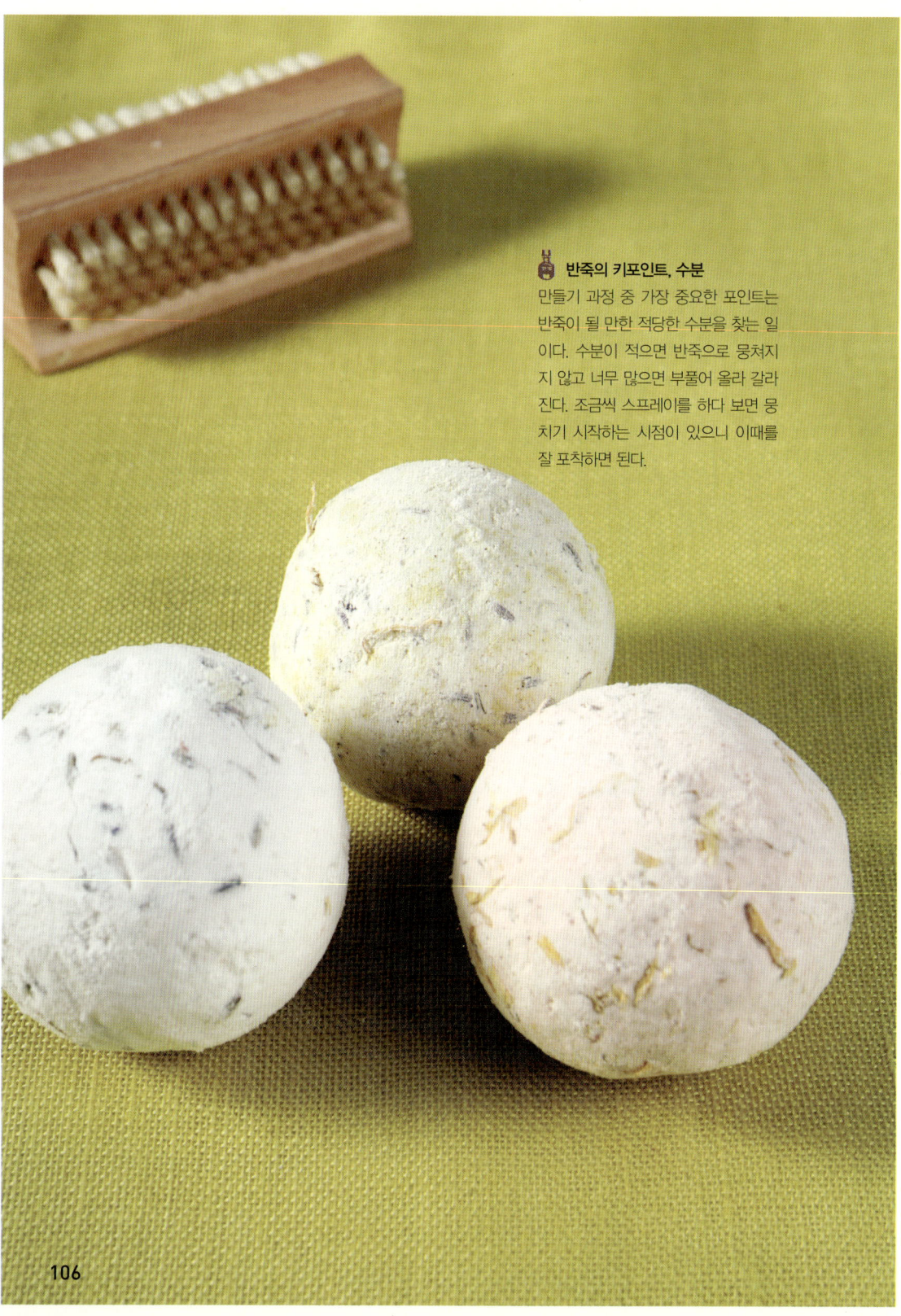

🍶 **반죽의 키포인트, 수분**

만들기 과정 중 가장 중요한 포인트는 반죽이 될 만한 적당한 수분을 찾는 일이다. 수분이 적으면 반죽으로 뭉쳐지지 않고 너무 많으면 부풀어 올라 갈라진다. 조금씩 스프레이를 하다 보면 뭉치기 시작하는 시점이 있으니 이때를 잘 포착하면 된다.

아이와 함께 즐기는 꽃잎 목욕 카렌둘라배스붐

물속에서 퐁 터지는 귀여운 폭탄, 배스붐은 목욕을 즐겁게 만들어 준다. 아이들이 먼저 목욕하자고 달려들 듯하다.

도구 동그란 틀 2개, 스프레이 용기

1 베이킹소다, 콘스타치, 구연산을 그릇에 넣고 잘 섞는다.
2 1에 핑크클레이와 카렌둘라 꽃잎을 적당량 섞는다.
3 액상스프레이 재료들을 용기에 담아 2에 고루 스프레이하면서 반죽으로 뭉쳐지는 순간을 찾는다.
4 반죽이 뭉쳐지기 시작하면 준비한 원형틀보다 약간 더 큰 상태로 단단하게 주무르며 둥근 모양을 만든다.
5 4를 틀에 넣고 양쪽에서 힘껏 누른다.
6 틀에서 조심스레 빼내 몇 시간 건조시킨다.

배스붐파우더 재료
베이킹소다 100g
콘스타치(옥수수전분) 50g
구연산 50g

액상스프레이 재료
보드카 10g
(에탄올로 대체 가능)
글리세린 20g
스위트오렌지 에센셜오일 20방울
그레이프프루트 에센셜오일 20방울

색소 및 허브
핑크클레이 1g
카렌둘라 꽃잎 1g

느긋하게 즐기는 반신욕 라벤더배스붐

라벤더는 편안함과 안정의 대명사다. 라벤더 꽃잎과 에센셜오일을 이용한 배스붐은 편안하고 느긋한 목욕을 즐길 수 있게 해 준다.

도구 동그란 틀 2개, 스프레이 용기

1 베이킹소다, 콘스타치, 구연산을 그릇에 넣고 잘 섞는다.
2 1에 그린클레이와 라벤더 꽃잎을 적당량 섞는다.
3 액상스프레이 재료를 용기에 담아 2에 고루 스프레이하면서 반죽으로 뭉쳐지는 순간을 찾는다.
4 반죽이 뭉쳐지기 시작하면 준비한 원형틀보다 약간 더 큰 상태로 단단하게 주무르며 둥근 모양을 만든다.
5 4를 틀에 넣고 양쪽에서 힘껏 누른다.
6 틀에서 조심스레 빼내 몇 시간 건조시킨다.

배스붐파우더 재료 (2개 분량)
베이킹소다 110g
콘스타치(옥수수전분) 45g
구연산 45g

액상스프레이 재료
보드카 10g
(에탄올로 대체 가능)
글리세린 20g
라벤더 에센셜오일 20방울
스피아민트 에센셜오일 10방울

색소 및 허브
그린클레이 1g
라벤더 꽃잎 1g

건강한 소금으로 아토피를 물리치다 아토피배스솔트

소금의 삼투압 작용은 피부 안의 독소를 배출해 주는 중요한 작용을 한다. 특히 목욕용 소금으로 주로 사용 되는 엡솜(Epsom)솔트는 일반 소금보다 미네랄이나 마그네슘의 함유량이 높아 피부미용에 좋다. 아토피나 민감성 피부, 가려운 피부염 등의 피부병에도 효과적이며 신경통이나 관절염 통증 완화를 돕기도 한다.

피부 타입 모든 피부, 아토피 피부, 민감성 피부

1. 넓은 용기에 엡솜솔트와 핑크클레이, 베이킹소다, 캐모마일 꽃잎을 넣고 잘 섞는다.
2. 에센셜오일을 섞은 후 용기에 담는다.
3. 병을 흔들며 골고루 섞어 필요할 때 덜어 사용한다.

재료
엡솜솔트 85g
핑크클레이 3g
베이킹소다 10g
캐모마일 꽃잎 2g
라벤더 에센셜오일 10방울
캐모마일 에센셜오일 3방울

시원한 향으로 스트레스를 날린다 스피아민트배스솔트

스피아민트는 달콤함과 시원함을 같이 느낄 수 있는 향이다. 페퍼민트보다 부드럽고 덜 자극적이어서 어린이나 여성, 노약자들이 즐기기에 좋다. 스피아민트만의 시원하고 산뜻한 향은 스트레스 해소에 도움이 될 것이다.

1. 넓은 용기에 엡솜솔트와 그린클레이, 베이킹소다를 넣고 잘 섞는다.
2. 에센셜오일을 섞은 후 용기에 담는다.
3. 병을 흔들어 골고루 섞어 필요할 때 덜어 사용한다.

엡솜솔트가 없다면 죽염으로
엡솜솔트 대신 슈퍼에서 살 수 있는 죽염이나 미용염을 이용해도 된다.
배스솔트의 1회 사용량은 한 주먹 정도면 적당하다.

재료
엡솜솔트 80g
그린클레이 5g
베이킹소다 15g
스피아민트 에센셜오일 10방울
베르가못 에센셜오일 5방울
레몬 에센셜오일 5방울
편백 에센셜오일 5방울

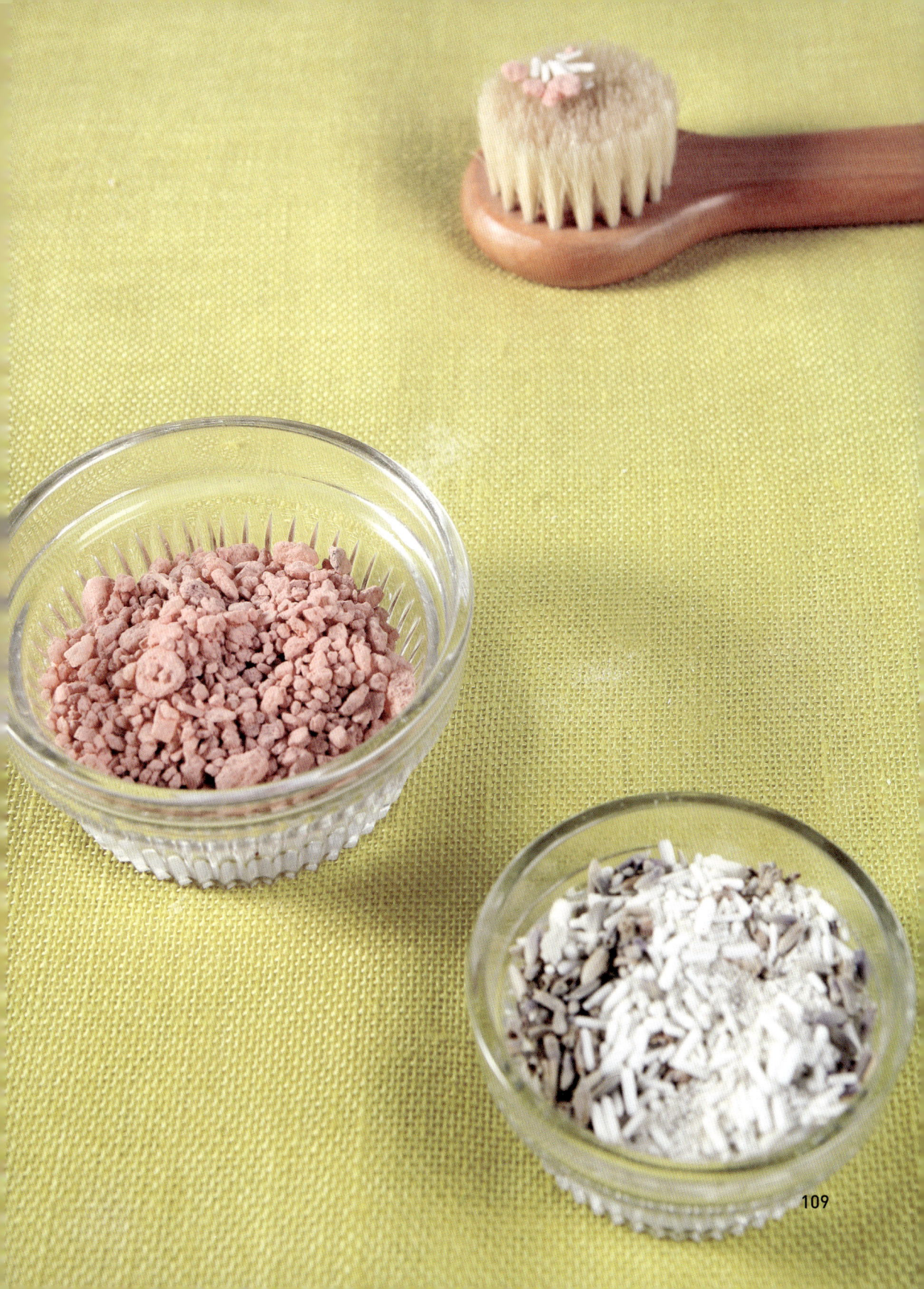

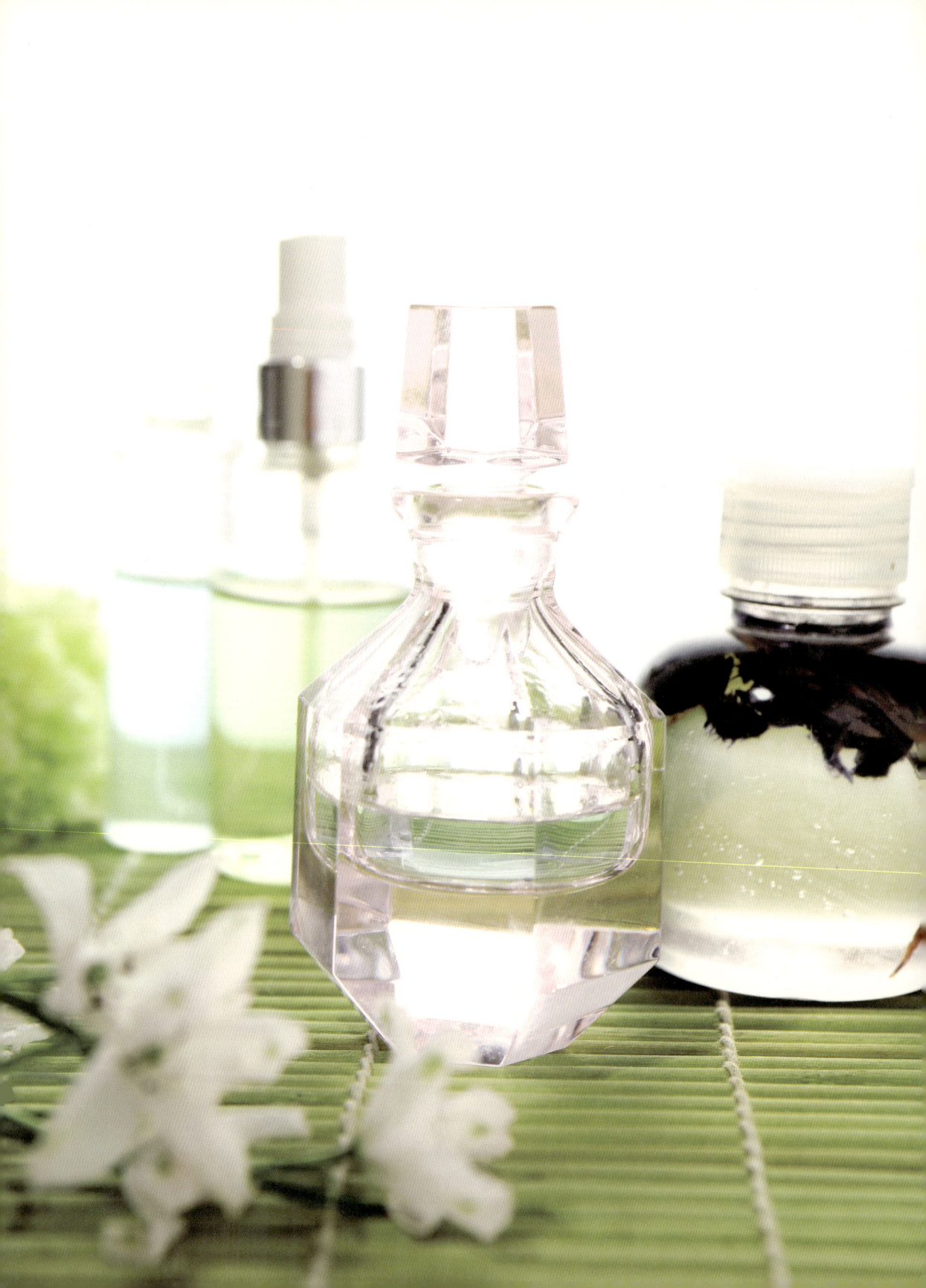

Chapter
05

아로마테라피, 천연향수 & 오일 & 밤

우울하거나 신경이 예민할 때 사람들은 마음을 가라앉히기 위해
산과 바다 등 자연을 접하며 안정을 찾는다.
자연의 향을 고스란히 담은 아로마테라피 효과를 극대화하면
스트레스 요인이 많은 일상생활에도 유연하게 대처할 수 있을 것이다.

공간을 채우는 자연의 향기

비가 촉촉이 내린 숲속을 거닐면 젖은 흙과 나무 냄새, 달콤한 꽃향기, 푸른 잎들이 뿜는 청량한 기운까지 한꺼번에 느낄 수 있다. 자연의 향은 그 자체로 사람의 마음을 보듬어 주어, 사람들은 우울할 때나 기분 전환이 필요할 때 자연을 찾아 위로를 받곤 한다. 자연이 내뿜는 신선한 향을 고스란히 담은 에센셜오일로 방향제를 만들면 집안에서도 자연의 청량감을 느낄 수 있다. 형체는 없지만 집안 구석구석을 은은하게 채우는 천연방향제와 향수로 공간의 분위기를 바꾸어 보자.

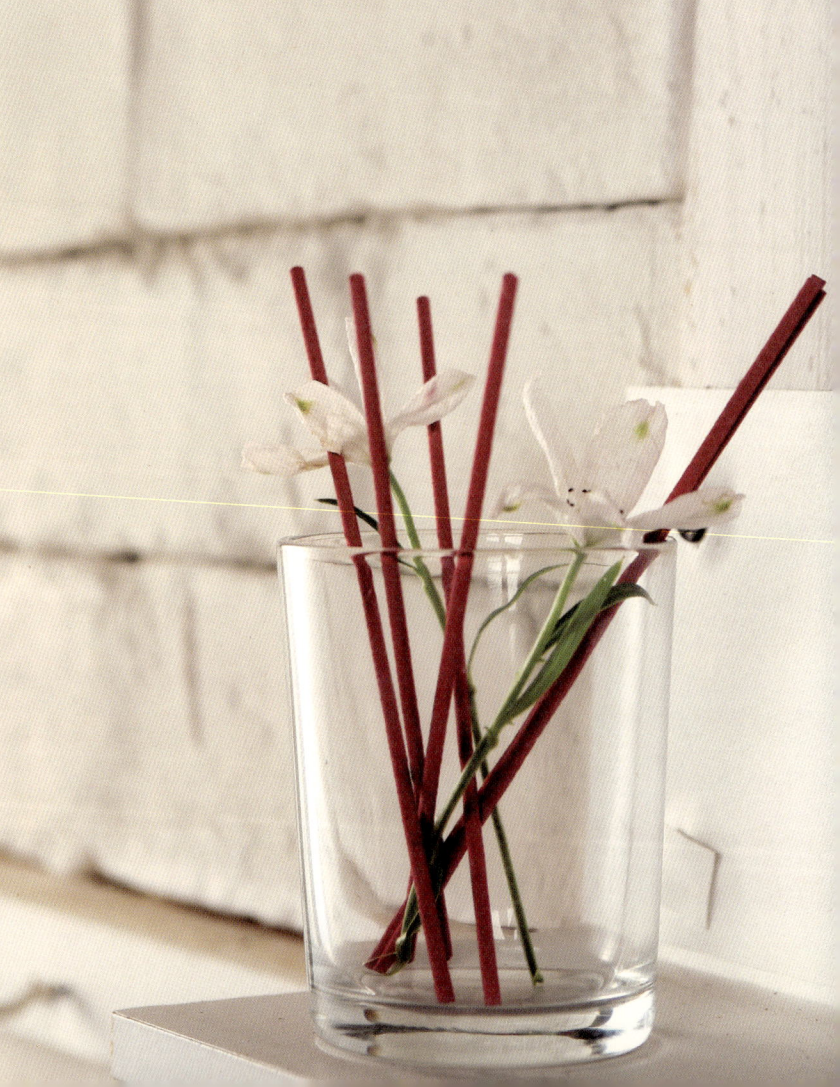

자연을 응축한 아로마 에센셜오일

시중에서 흔히 파는 방향제를 차 안이나 화장실에 두는 사람이 많다. 이런 방향제는 값도 싸고 향도 진해 좋지 않은 냄새를 가리는 용도로는 제격이다. 하지만 조금만 시간이 지나면 그 진하고 인공적인 향에 좋지 않은 냄새까지 겹쳐 어지럼증이 나기 십상. 화학물질로 만든 방향제는 후각을 자극하고 심할 경우 피부에 알레르기 반응을 일으키기도 한다.

천연 아로마 에센셜오일은 식물의 잎이나 줄기, 꽃 등 천연 재료의 향만을 고스란히 담은 제품이다. 숲이 내뿜는 편안한 향을 고스란히 담은 향은 어린이와 노인 등 신체적으로 취약한 사람들에게도 자극적이지 않아 더욱 좋다. 조금 손이 가기는 해도 천연 재료로 방향제를 만들어 집 안에 두면. 몸에도 좋고 기분도 산뜻하게 하루를 시작할 수 있다.

화장수와 비슷한 천연방향제 제조법

천연방향제를 만드는 법은 화장수 만드는 법과 유사하다. 하지만 화장수와는 달리 피부에 직접 사용하지 않으므로 에틸알코올을 이용해 더 간편하게 만들 수 있다. 알코올 자체에 방부·살균력이 있기 때문에 방부제를 별도로 넣지 않아도 된다는 것도 장점. 집안 곳곳에 천연방향제를 두고 건강한 자연의 향을 들이마시며 늘 산뜻한 기분을 유지할 수 있다.

천연방향제 만드는 법을 응용하여 향료 첨가량을 조정하면 천연향수도 만들 수 있다. 기본 방향제 레시피에서 에센셜오일의 양을 두세 배 정도 더 넣고 한 달 동안 건조하고 시원한 곳에서 숙성시키면 된다. 천연방향제와 천연향수는 자극적이고 화학적인 향이 아니라 알레르기 등 이상 반응을 일으키지 않아 더욱 좋다.

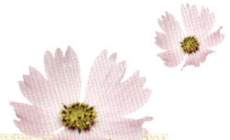

tip 향료의 종류

향료는 동물성과 식물성 및 합성향으로 구분할 수 있다. 동물성 향료로는 사향(musk, 수컷 사향사슴의 생식선낭), 영묘향(civet, 사향고양이의 분비선낭), 해리향(castoreum, 비바의 생식선낭), 용연향(ambergris, 말향고래의 장내 결석 물질) 등을 사용하고 식물성 향료로는 아로마 에센셜오일을 주로 이용한다.

천연향수, 나를 위한 조향

체취는 타인에게 강렬히 기억되는 자신만의 사인이다.
자연을 닮은 은은하고 청량한 향기는 천연향수의 가장 큰 매력.
자연을 그대로 담은 천연향수로 나만의 향을 만들어 보자.

향수와 향의 노트

우리가 흔히 향수라고 부르는 제품은 향을 내는 부향료의 배합에 따라 퍼퓸(부향료 15~30%), 오드퍼퓸(8~15%), 오드트왈렛(5~10%), 오드콜로뉴(3~5%), 바디스프레이(1~3%) 등으로 구분을 할 수 있다. 우리나라 사람들이 선호하는 향수는 진하지 않은 오드퍼퓸, 오드트왈렛, 오드콜로뉴 정도다. 참고로 동물성 향료는 고가라 실제로 구하기 어려우므로 집에서 만들 때는 에센셜 오일을 2~5% 정도 첨가하는 것이 적당하다.

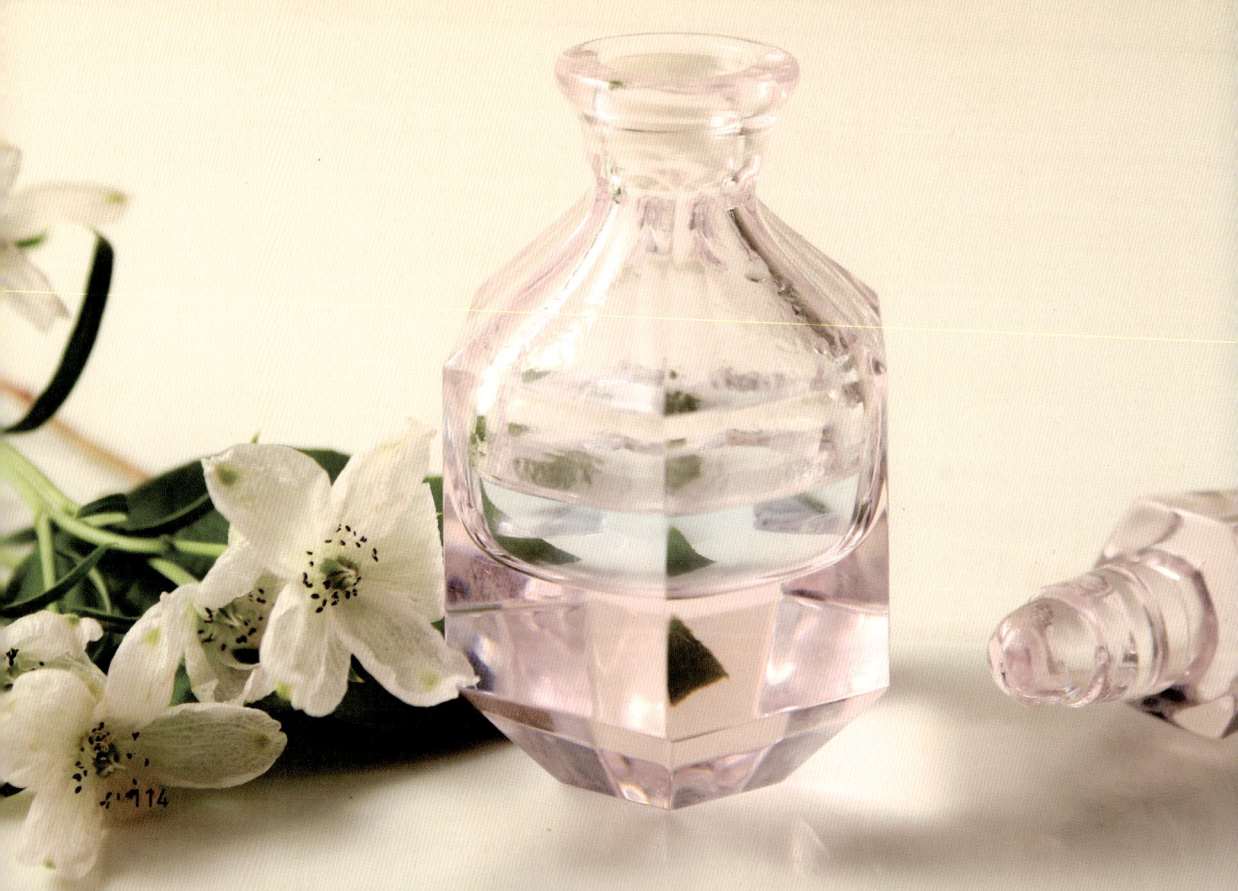

향의 강도와 지속도에 따른 구분

- **탑 노트 (Top note)** : 향수를 뿌렸을 때 최초로 나는 향. 입자가 가볍고 쉽게 증발하여 향이 오래 지속되지는 않는다. 대부분 감귤계통(citrus)에 속하는 에센셜오일로 채운다. 오렌지, 레몬, 라임, 그레이프푸르트, 베르가못, 티트리, 유칼립투스, 바질, 펜넬 등의 에센셜오일을 사용한다.

- **미들 노트 (Middle note)** : 탑 노트와 베이스 노트 사이의 중간적 향, 입자, 증발력을 갖고 있다. 꽃과 잎 종류에서 추출한 에센셜오일이 대부분이다. 라벤더, 네롤리, 캐모마일, 제라늄, 마조람, 페퍼민트, 로즈마리, 블랙페퍼, 주니퍼베리 에센셜오일이 여기에 속한다.

- **베이스 노트 (Base Note)** : 입자가 무겁고 천천히 증발하므로 다른 향이 날아가도 마지막까지 남아 있는 향이다. 주로 나무나 송진과의 에센셜오일이 베이스 노트에 속한다. 대표적인 예로 샌달우드, 시더우드, 로즈우드, 프랭킨센스, 미르, 재스민, 로즈, 일랑일랑 에센셜오일이 있다.

천연향수의 블렌딩 비율

향수를 블렌딩할 때는 비율에 주의해야 한다. 비율이 맞지 않을 경우 처음엔 향이 강하지만 금방 휘발되어 나중엔 향이 아예 안 나거나 혹은 잔향이 너무 세서 부담스러울 수 있기 때문이다. 대략 탑노트는 45~55%, 미들노트 30~40%, 베이스노트 15~25% 정도의 비율이 적당하다.

> **tip 향기별로 구분한 에센셜오일**
>
> - 상큼한 시트러스 오일(Citrus Oils) : 레몬, 오렌지, 라임, 만다린, 베르가못, 그레이프푸룻, 탠저린, 페티그레인
> - 청량한 숲속 향 오일(Forest Oils) : 라벤더, 유칼립투스, 시더우드, 로즈마리, 머틀, 라임, 파출리, 파인, 사이프러스, 샌달우드
> - 풍성한 꽃향기 오일(Floral Oils) : 로즈, 네롤리, 오렌지, 클로브, 시나몬, 재스민, 제라늄, 일랑일랑,
> - 시원한 민트 오일(Mint Oils) : 스피아민트, 페퍼민트, 페티그레인, 라벤더, 로즈마리, 벤조인, 라임, 클로브, 페루발삼
> - 톡 쏘는 스파이시 오일(Spicy Oils) : 애니스, 시나몬, 진저, 라임, 타임, 파출리, 올스파이스, 스위트마조람, 세이지, 스피아민트

Basic Recipe 천연방향제 만들기

도구 유리 비커 2개, 스틱, 스프레이 용기
재료 정제수, 에틸알코올(순도 95% 이상), 에센셜오일, 가용화제(필요 시)

1 유리 비커에 정제수와 에틸알코올을 계량해 넣는다.
2 또 다른 유리 비커에 가용화제와 에센셜오일을 넣고 스틱으로 고루 섞는다.
3 1의 유리 비커에 2의 재료를 서서히 부으면서 젓는다.
4 준비한 스프레이 용기에 담는다.

에틸알코올의 비중

제품에 에틸알코올이 30% 이상 들어가면 별도의 방부 대책이 없어도 된다.
에틸알코올의 비중은 물에 비해 낮다. 즉 물이 1일 경우 에틸알코올은 0.8 정도다.
따라서 에틸알코올을 저울로 계량 시 약 80g이면 부피는 100㎖ 정도이니
부피를 기준으로 g을 예측해서는 안 된다.

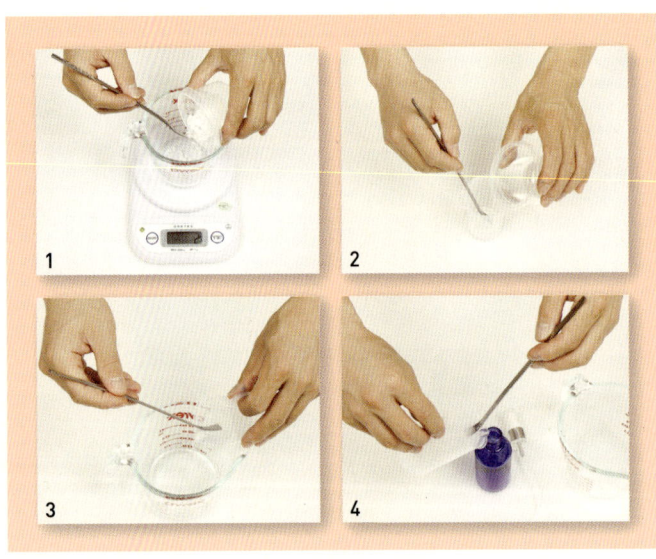

Basic Recipe 천연향수 만들기

도구 유리 비커 2개, 스틱, 향수 용기
재료 정제수, 무수에탄올(순도 99% 이상), 에센셜오일

1 무수에탄올을 계량한 후 향료를 고루 섞어 완전히 녹인다.
2 정제수를 첨가한 다음 준비한 용기에 담는다.
3 어둡고 찬 곳에 보관하되 수시로 자주 흔들어 주면서 2~3개월 정도 숙성한다.
4 숙성 후 탁해지거나 침전물이 있는 경우는 여과지로 거른 후 향수 용기에 담는다.

천연향수 보관하기
천연향수는 무수에탄올을 가용화제로 써서 향료를 녹이는 방법으로 제조한다. 다 만든 향수는 빛이 들지 않는 유리병이나 스테인리스 용기에 밀폐해 어둡고 찬 곳에서 2~3개월 정도 숙성시킨 후 사용한다.

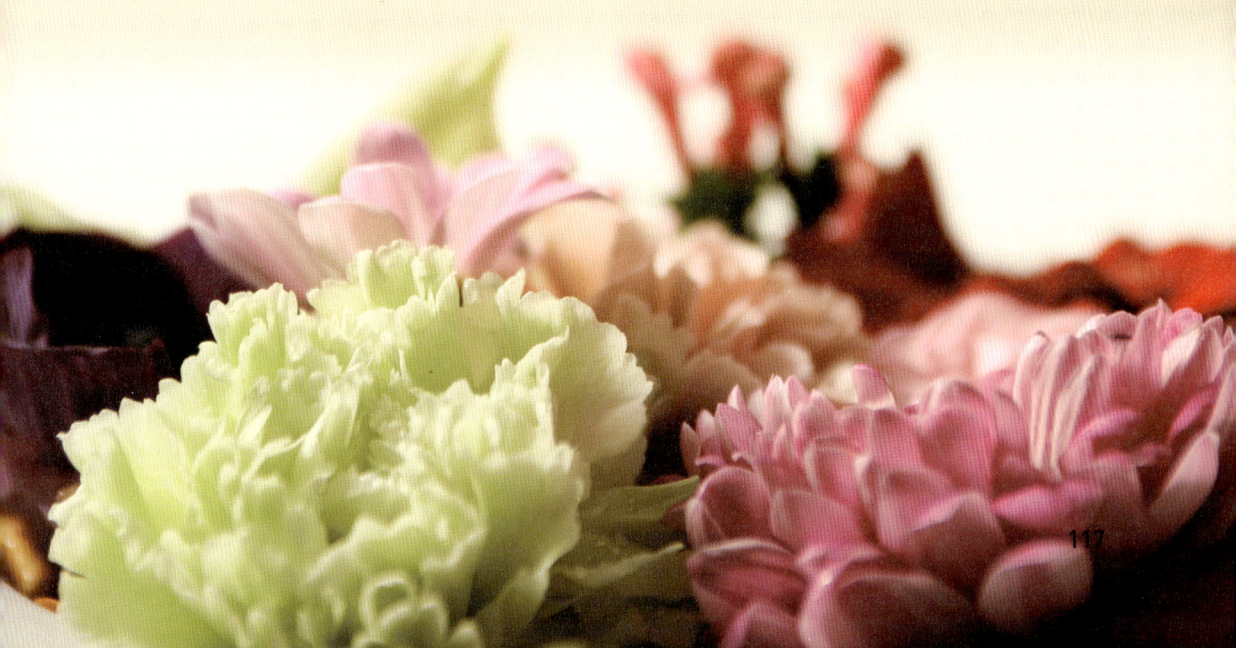

새집증후군을 날리다 피톤치드 천연방향제

'피톤치드(phytoncide)'는 천연 성분(phyto)으로 해로운 것들을 살균한다(cide)는 의미를 담고 있다. 편백나무와 삼나무, 전나무, 소나무 순으로 피톤치드의 발생량이 많은데 이런 재료를 담은 에센셜오일로 방향제를 만들어 뿌리면 집안에서도 대자연의 숲에서 호흡하는 효과를 누릴 수 있다.

1 유리 비커에 정제수와 에틸알코올을 계량해 넣는다.
2 또 다른 유리 비커에 가용화제와 에센셜오일을 넣고 스틱으로 고루 섞는다.
3 1의 유리 비커에 2의 재료를 서서히 부으면서 젓는다.
4 준비한 스프레이 용기에 담는다.

수상재료
정제수 40g
에틸알코올 50g

향료 및 가용화제
바이오솔브 5g
편백 에센셜오일 20방울
레몬그라스 에센셜오일 10방울
페퍼민트 에센셜오일 20방울

 피톤치드가 가득한 오일
편백 에센셜오일은 숲속의 피톤치드가 가득한 오일이다. 집안의 나쁜 냄새와 균들을 제거해 주는 효과가 있어 새집에 입주하거나 도배, 장판 등을 새로 했을 때 쓰면 좋다. 피톤치트는 또한 아토피에도 좋은 효과가 있어 최근 많은 연구들이 진행되고 있다.

공부할 마음을 다잡아 주는 레몬 천연방향제

페퍼민트, 로즈마리, 레몬 에센셜오일은 모두 집중력을 강화하는 향으로, 학생의 학업이나 직장인의 업무 효율을 높이는 데 효과가 있다. 또한 이 방향제는 살균이나 탈취가 필요한 곳에도 사용이 가능하다.

1 유리 비커에 정제수와 에틸알코올을 계량해 넣는다.
2 또 다른 유리 비커에 가용화제와 에센셜오일을 넣고 스틱으로 고루 섞는다.
3 1의 유리 비커에 2의 재료를 서서히 부으면서 젓는다.
4 준비한 스프레이 용기에 담는다.

수상재료
정제수 45g
에틸알코올 45g

향료 및 가용화제
바이오솔브 3g
레몬 에센셜오일 10방울
페퍼민트 에센셜오일 10방울
로즈마리 에센셜오일 5방울

가용화제 없이 만드는 진정한 천연방향제
천연방향제나 향수류에 가용화제를 별도로 넣어 사용하면 제품이 균질한 상태가 되므로 분시할 때 흔들 필요가 없다. 그러나 사용 직전에 한두 번 흔들어 쓰는 수고만 감내한다면 가용화제를 굳이 넣지 않아도 된다. 가용화제를 넣지 않을 경우 에탄올에 에센셜오일을 넣어서 녹인 후 나머지 부분은 정제수를 채운다.

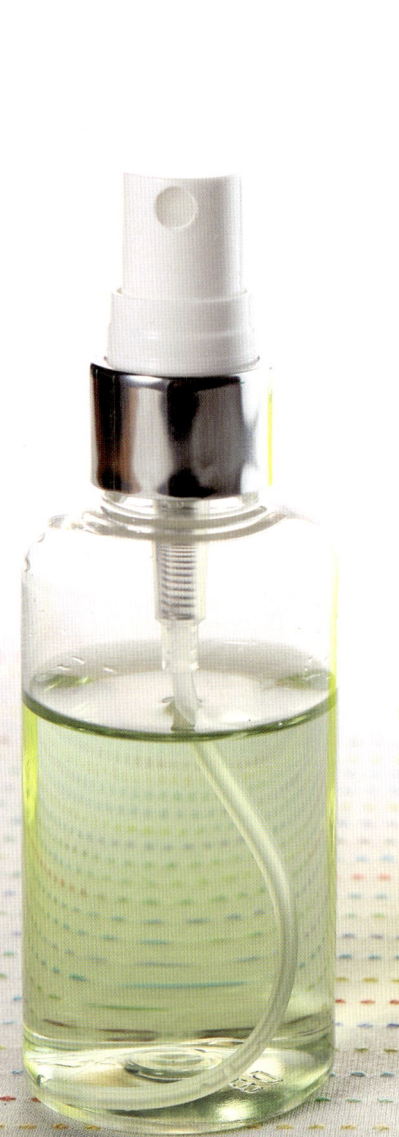
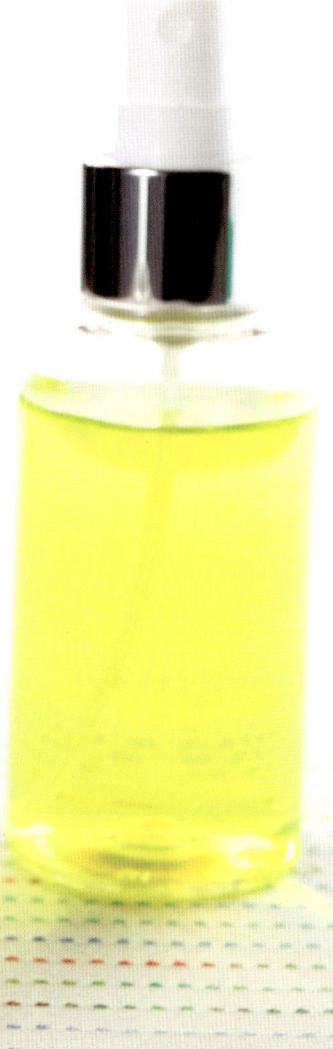

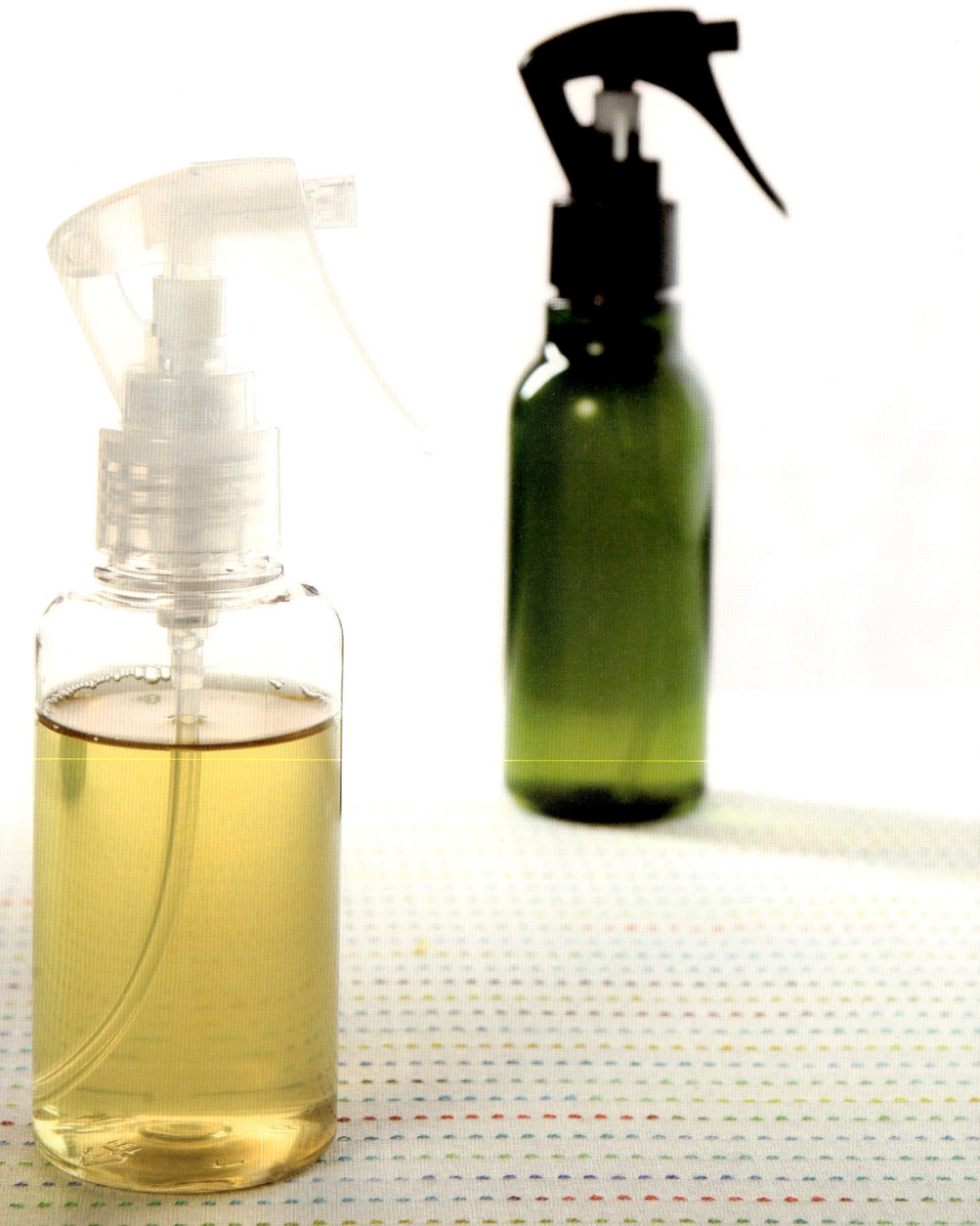

감기와 각종 피부염을 예방하는 유칼립투스 항균스프레이

신종플루라는 급작스런 전염병이 전 세계를 휩쓸고 간 이후 개인위생에 대한 관심이 높아지면서 관련 제품이 쏟아져 나오고 있다. 전염병이 돌 때는 살균력이 좋은 유칼립투스와 페퍼민트를 넣어 만든 천연 항균스프레이가 답이다. 손과 발, 손과 접하는 생활 도구에 간편하게 뿌리기만 하면 집안이 청정구역으로 변모한다.

1 유리 비커에 정제수와 에틸알코올을 계량해 넣는다.
2 또 다른 유리 비커에 가용화제와 에센셜오일을 넣고 스틱으로 고루 섞는다.
3 1의 유리 비커에 2의 재료를 서서히 부으면서 젓는다.
4 준비한 스프레이 용기에 담는다.

항균스프레이의 쓰임새
조류독감, 신종플루 등의 전염병을 막으려면 집밖에 나갔다 들어올 때마다 항균스프레이를 뿌리는 것이 좋다. 감염 가능성을 차단하는 항균스프레이는 환절기에 질병 파수꾼 노릇을 톡톡히 해 줄 것이다.

수상재료
정제수 45g
에틸알코올 45g

향료 및 가용화제
바이오솔브 5g
유칼립투스 에센셜오일 20방울
페퍼민트 에센셜오일 10방울
라벤더 에센셜오일 10방울
편백 에센셜오일 10방울

피서철 모기와 벌레 퇴치용 시트로넬라 항균스프레이

한여름, 불볕더위보다 더 못 견디게 괴로운 것은 귀에서 앵앵거리고 잡히지는 않는 모기의 존재. 사람까지 숨 막히게 하는 살충제가 부담스럽다면 천연스프레이를 뿌려 보자. 모기가 기피하는 시트로넬라 에센셜오일과 계피 추출물을 팔이나 다리, 온몸에 한두 번 뿌리면 모기가 얼씬도 하지 않는다.

1 유리 비커에 계피 추출물과 에틸알코올을 계량해 넣는다.
2 또 다른 유리 비커에 가용화제와 에센셜오일을 넣고 스틱으로 고루 섞는다.
3 1의 유리 비커에 2의 재료를 서서히 부으면서 젓는다.
4 준비한 스프레이 용기에 담는다.

계피 추출물 대신 쓰는 계피 껍질을 우린 물
계피 추출물을 구하기 어렵다면 에틸알코올 200ml에 계피 껍질을 100g 정도 채우고 핫플레이트에서 약한 불로 장시간 우려서 사용해도 된다. 단, 알코올을 가열할 때는 직접 불에 닿지 않게끔 중탕 가열하는 것을 잊지 말자. 가열하지 않고 그대로 며칠 두어도 계피 성분이 우러나 계피 추출물 대신 사용할 수 있다.

수상재료
계피 추출물 50g
에틸알코올 40g

향료 및 가용화제
바이오솔브 5g
시트로넬라 에센셜오일 20방울
라벤더 에센셜오일 10방울
제라늄 에센셜오일 10방울
티트리 에센셜오일 10방울

달콤한 사랑을 부르는 재스민향수

예부터 깊은 내면의 향으로 꼽히는 재스민 향은 특유의 우아함을 바탕으로 수많은 조향사들에게 영감을 주고 있다. 보통 재스민이 함유된 향은 남성의 향으로 불리나 에센셜오일 배합에 따라서 느낌이 조금씩 달라진다.

수상재료
무수에탄올 60g
정제수 25g

향료
재스민 에센셜오일 15방울
일랑일랑 에센셜오일 10방울
그레이프프루트 에센셜오일 35방울
스위트오렌지 에센셜오일 40방울
스위트바질 에센셜오일 20방울

1 무수에탄올을 계량한 후 향료를 고루 섞어 완전히 녹인다.
2 정제수를 첨가한 다음 준비한 용기에 담는다.
3 어둡고 찬 곳에 보관하되 수시로 자주 흔들어 주면서 2~3개월 정도 숙성한다.
4 숙성 후 탁해지거나 침전물이 있는 경우는 여과지로 거른 후 향수 용기에 담는다.

순도가 높은 무수에탄올
향수는 순도 95% 이상의 알코올로도 만들 수 있지만 99% 이상의 순도를 지닌 무수에탄올을 이용하는 게 좋다. 무수에탄올은 수분이 들어가지 않아 순도가 높은 알코올을 뜻하는데 화장품 만들기에 많이 사용된다.

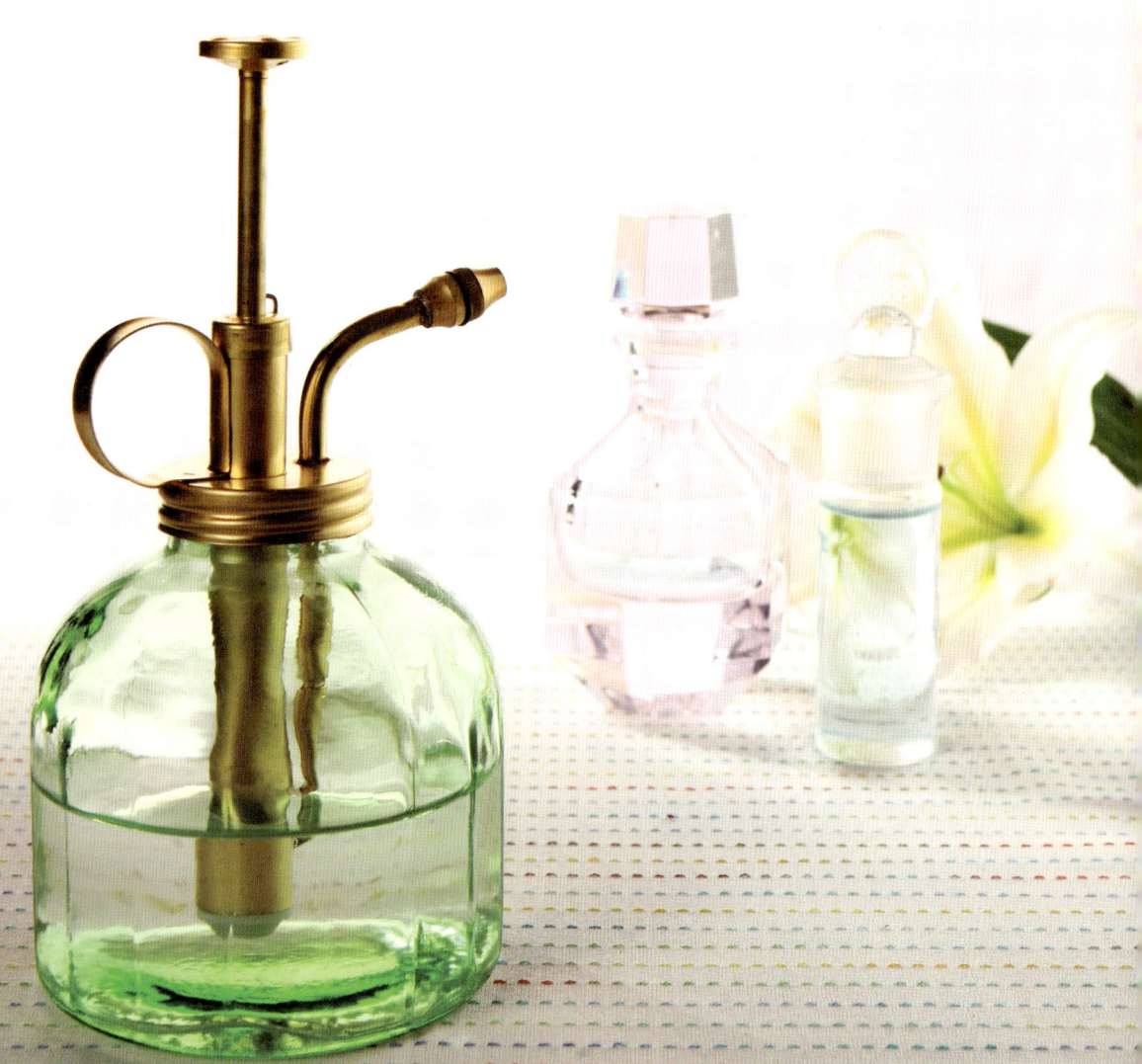

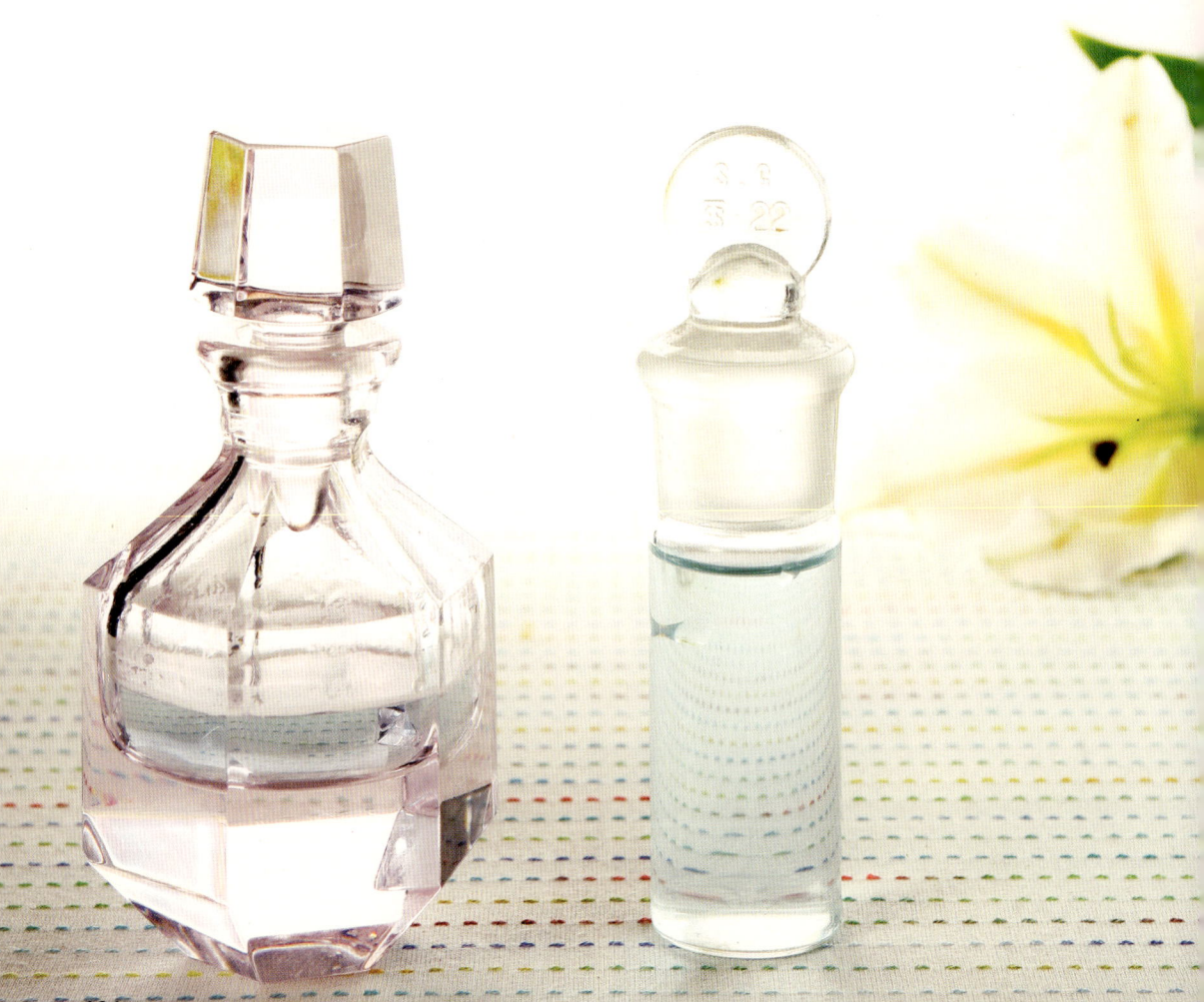

상큼한 향으로 마음을 편안하게 오렌지블라섬향수

오렌지꽃에서 추출한 향인 네롤리는 우아하고 화사하면서 달콤한 느낌을 주어 여성 향수로 쓰기에 손색이 없다. 편안함 향으로 꼽히는 네롤리 에센셜오일은 불면증을 치료하는 효과도 있다.

1. 무수에탄올을 계량한 후 향료를 고루 섞어 완전히 녹인다.
2. 정제수를 첨가한 다음 준비한 용기에 담는다.
3. 어둡고 찬 곳에 보관하되 수시로 자주 흔들어 주면서 2~3개월 정도 숙성한다.
4. 숙성 후 탁해지거나 침전물이 있는 경우 여과지로 거른 후 향수 용기에 담는다.

수상재료
무수에탄올 60g
정제수 25g

향료
베르가못 에센셜오일 50방울
네롤리 에센셜오일 30방울
만다린 에센셜오일 20방울
스위트바질 에센셜오일 20방울

향수에 들어가는 에센셜오일의 비율
천연향수에 향료로 에센셜오일을 사용하는데, 이때 향료로 첨가되는 양은 전체의 2~5% 정도다. 더 많이 들어갔을 경우 피부에 자극이 될 수 있으므로 첨가량에 주의를 기울여야 한다.

우아한 장미향이 그대로 로즈버드향수

예부터 수많은 사랑의 장소에 빠지지 않았던 '프러포즈용' 꽃인 장미야말로 꽃의 여왕이다. 장미향에는 식물성 에스트로겐이 많아서 피부에 탄력을 부여하고 노화를 예방한다.

1. 무수에탄올을 계량한 후 향료를 고루 섞어 완전히 녹인다.
2. 정제수를 첨가한 다음 준비한 용기에 담는다.
3. 어둡고 찬 곳에 보관하되 수시로 자주 흔들어 주면서 2~3개월 정도 숙성한다.
4. 숙성 후 탁해지거나 침전물이 있는 경우 여과지로 거른 후 향수 용기에 담는다.

수상재료
무수에탄올 60g
정제수 25g

향료
로즈우드 에센셜오일 20방울
로즈 에센셜오일 20방울
로즈제라늄 에센셜오일 10방울
팔마로사 에센셜오일 20방울
스위트오렌지 에센셜오일 40방울

최고급 로즈 에센셜오일은 불가리아산
에센셜오일로 사용되는 장미는 불가리아, 터키, 모로코 지역산을 최고 제품으로 인정되며 프랑스, 시리아, 이탈리아, 중국에서도 대량으로 재배되고 있다.

잠 안 자는 아이를 위한 사랑의 스킨십 라벤더마사지오일

사랑이 가득 담긴 터치를 통해 말로는 못하는 더 많은 대화들을 할 수 있다. 아로마 마사지오일을 이용해 아이의 몸을 부드럽게 어루만지면 아이의 얼굴에 이내 행복이 감돌 것이다.

1 베이스오일과 향료 및 첨가물을 고루 섞는다.
2 1을 병에 담아두고 필요할 때 수시로 쓴다.

마사지 오일의 유통기한은
마사지오일은 아로마테라피의 효과를 극대화할 수 있는 대표적 제품이다. 모두 지용성 재료이므로 쉽게 부패하지는 않지만 산패의 가능성은 있으니 실온에서 보관할 때는 6개월 이내에 사용하는 것이 좋다. 비타민E는 산화를 방지하는 천연 항산화제이다.

베이스오일
호호바오일 80g
스위트아몬드오일 18g

향료 및 후 첨가재료
비타민E 1g
세라마이드 1g
라벤더 에센셜오일 20방울
캐모마일 에센셜오일 10방울
베르가못 에센셜오일 5방울

혈액 순환을 촉진하는 페퍼민트마사지오일

청량음료, 칵테일, 소염진통제, 담배 등에서 '멘톨'이라는 단어를 많이 들어봤을 것이다. 멘톨은 박하의 성분을 화학적으로 얻어 낸 결과물인데 이 멘톨이 천연 그대로 들어 있는 것이 바로 페퍼민트 에센셜오일이다. 청량감이 있는 멘톨은 진통을 멎게 하는 효능도 있다.

1 베이스오일과 향료 및 첨가물을 고루 섞는다.
2 1을 병에 담아두고 필요할 때 수시로 쓴다.

모세혈관을 확장하는 페퍼민트
페퍼민트는 막힌 기혈을 뚫는 중요한 작용을 한다. 페퍼민트 성분이 체내에 들어오면 일시적으로 모세혈관을 확장해 혈액 순환이 정체된 부위를 시원하게 해결해 준다. 심한 딸꾹질을 할 때 페퍼민트 향을 맡으면 몇 초안에 딸꾹질이 멎기도 한다.

베이스오일
호호바오일 80g
헤이즐럿오일 20g

향료 및 후 첨가재료
비타민E 1g
유칼립투스 에센셜오일 15방울
페퍼민트 에센셜오일 10방울
라벤더 에센셜오일 10방울

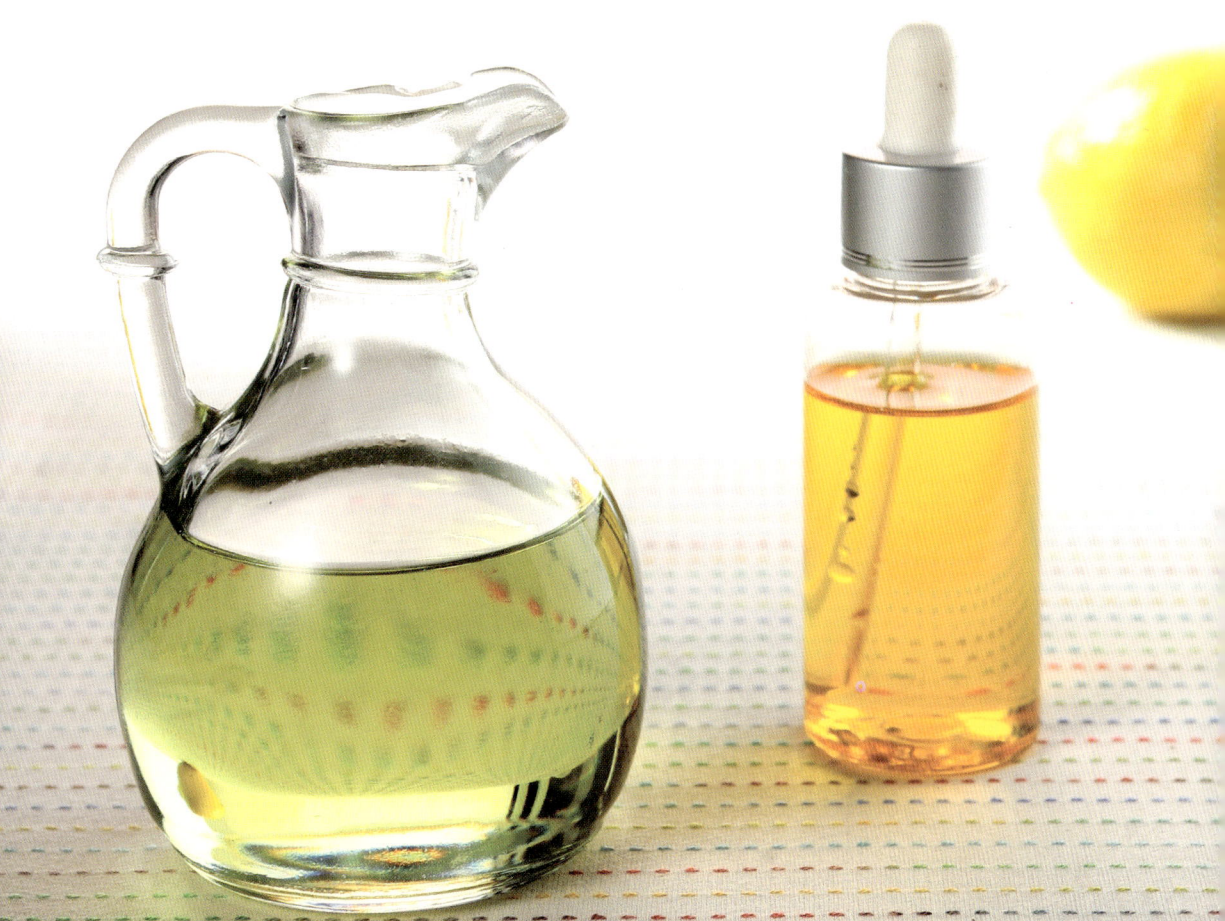

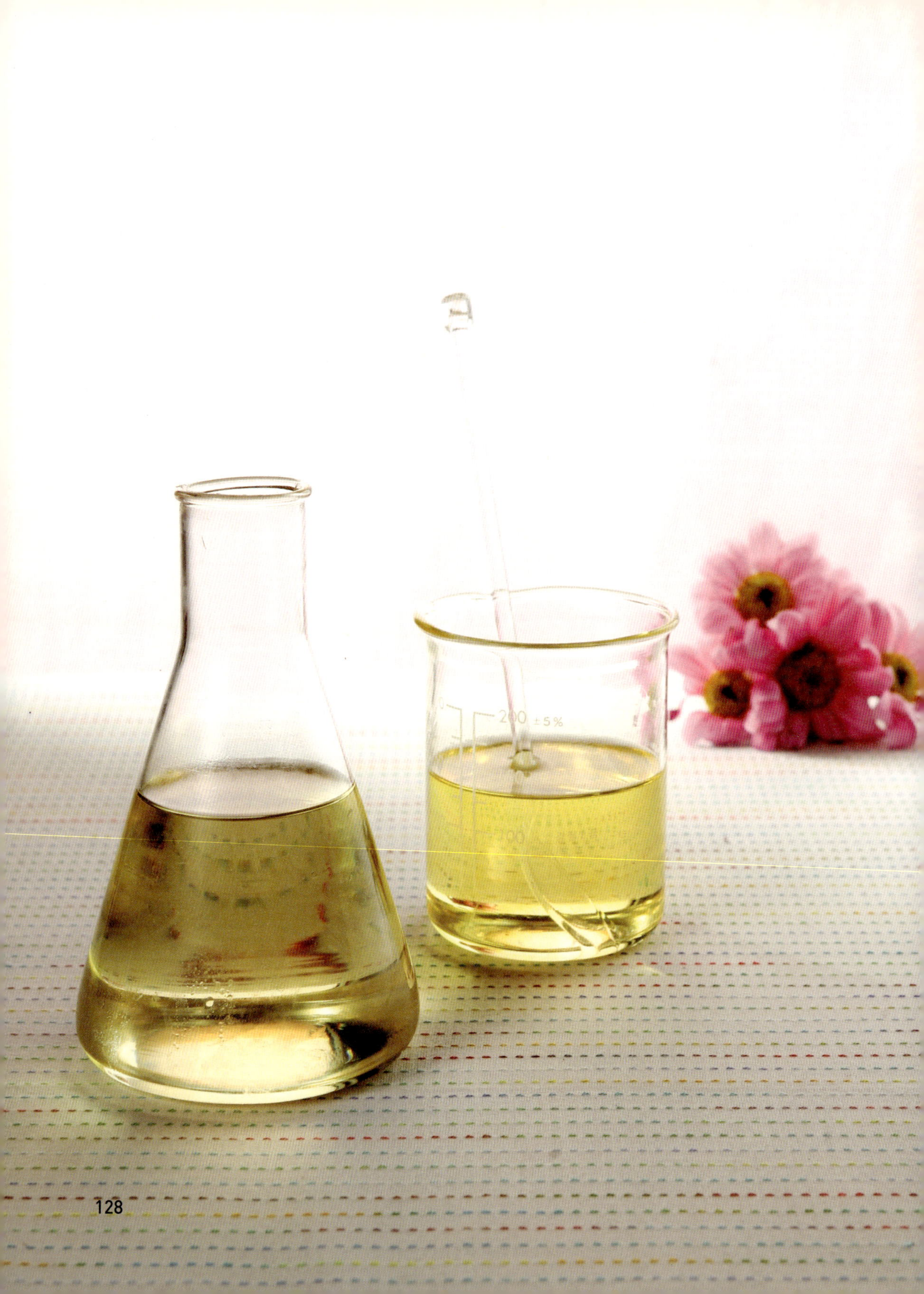

군살을 매끈하게 사이프러스슬림마사지오일

아로마 마사지오일로 마사지를 한다고 해서 직접적으로 살이 빠지지는 않는다. 그러나 적절한 운동과 식이요법을 병행하는 다이어트를 하고 있다면 아로마 마사지가 도움이 된다. 아로마 마사지오일로 균형 잡힌 몸매를 가꾸어 보자.

1 베이스오일과 향료 및 첨가물을 고루 섞는다.
2 1을 병에 담아두고 필요할 때 수시로 쓴다.

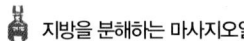 **지방을 분해하는 마사지오일**
시트러스 계통의 오일은 지방이나 셀룰라이트 분해 효능이 있어 지방이 뭉친 부분의 마사지오일로 적당하다. 또한 주니퍼베리 오일과 사이프러스 오일은 몸 안에 쌓인 독소나 지방들을 몸 밖으로 배출하는 역할도 한다.

베이스오일
호호바오일 25g
햄프씨드오일 20g
아르간오일 5g

향료 및 후 첨가재료
비타민E 1g
사이프러스 에센셜오일 10방울
제라늄 에센셜오일 10방울
주니퍼베리 에센셜오일 10방울
그레이프프루트 에센셜오일 20방울

임신선과 흉터를 지우는 만다린튼살마사지오일

임신이 중반을 넘어가면서 서서히 배가 나올 때 피부를 잘 관리하지 않으면 급격한 피부 팽창으로 살이 트거나 피부조직이 늘어진다. 만다린과 네롤리, 라벤더 에센셜오일은 이때 바르면 좋은 오일이다. 임신 7개월 이후부터 사용하기 바란다.

1 베이스오일과 향료 및 첨가물을 고루 섞는다.
2 1을 병에 담아두고 필요할 때 수시로 쓴다.

임산부는 요주의
마사지오일은 피부에 침투하여 작용하므로 임신 초기나 출산 직후 모유수유를 하는 임산부들은 가급적 피하는 것이 좋다.

베이스오일
호호바오일 70g
로즈힙오일 20g
아르간오일 6g

향료 및 후 첨가재료
비타민E 1g
세라마이드 1g
만다린 에센셜오일 20방울
라벤더 에센셜오일 15방울
네롤리 에센셜오일 5방울
제라늄 에센셜오일 5방울

밤&연고, 피부에 덧입히는 방어막

기초화장품은 보통은 수분과 유분을 결합시켜 만들지만 연고와 밤은 수분 없이 유분 성분만 결합해 만든 제품이다. 재료에 수분이 들어가지 않으므로 변질의 우려가 없어 별도의 방부 대책은 필요하지 않다. 지용성으로만 되어 있으므로 가급적 넓은 피부에 도포하지 말고 필요한 국소 부위에 발라주면 된다.

Basic Recipe 밤&연고 만들기

밤과 연고는 고온에서 만드는데 그 과정 중 열로 인해 에센셜오일이 손실될 수 있으므로 다른 제품에 비해 에센셜오일을 1.5~2배 정도 더 넣는다. 밤이나 연고에 들어가는 에센셜오일을 합하면 전체 총량의 2~3% 정도를 차지한다.

도구 유리 비커 1개, 전자저울, 핫플레이트, 스틱, 용기
재료 지용성 재료(베이스오일, 버터, 왁스, 향료 및 첨가물)

1 에센셜오일을 제외한 나머지 재료를 유리 비커에 넣고 약 65~70도 정도로 녹인다.
2 1을 조금 식히다 굳어지기 직전에 에센셜오일을 넣고 잘 섞는다.
3 준비한 용기에 재료를 부어 용기 안에서 굳힌다.

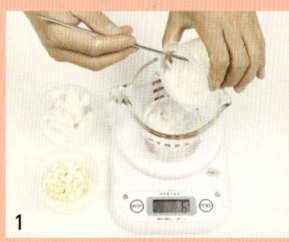
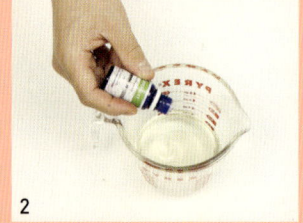
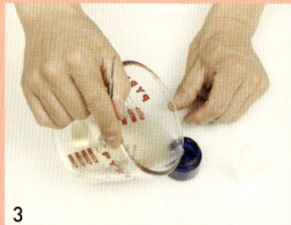

• 5세 미만의 유아를 위한 제품이라면 에센셜오일을 반으로 줄여 만들도록 한다.

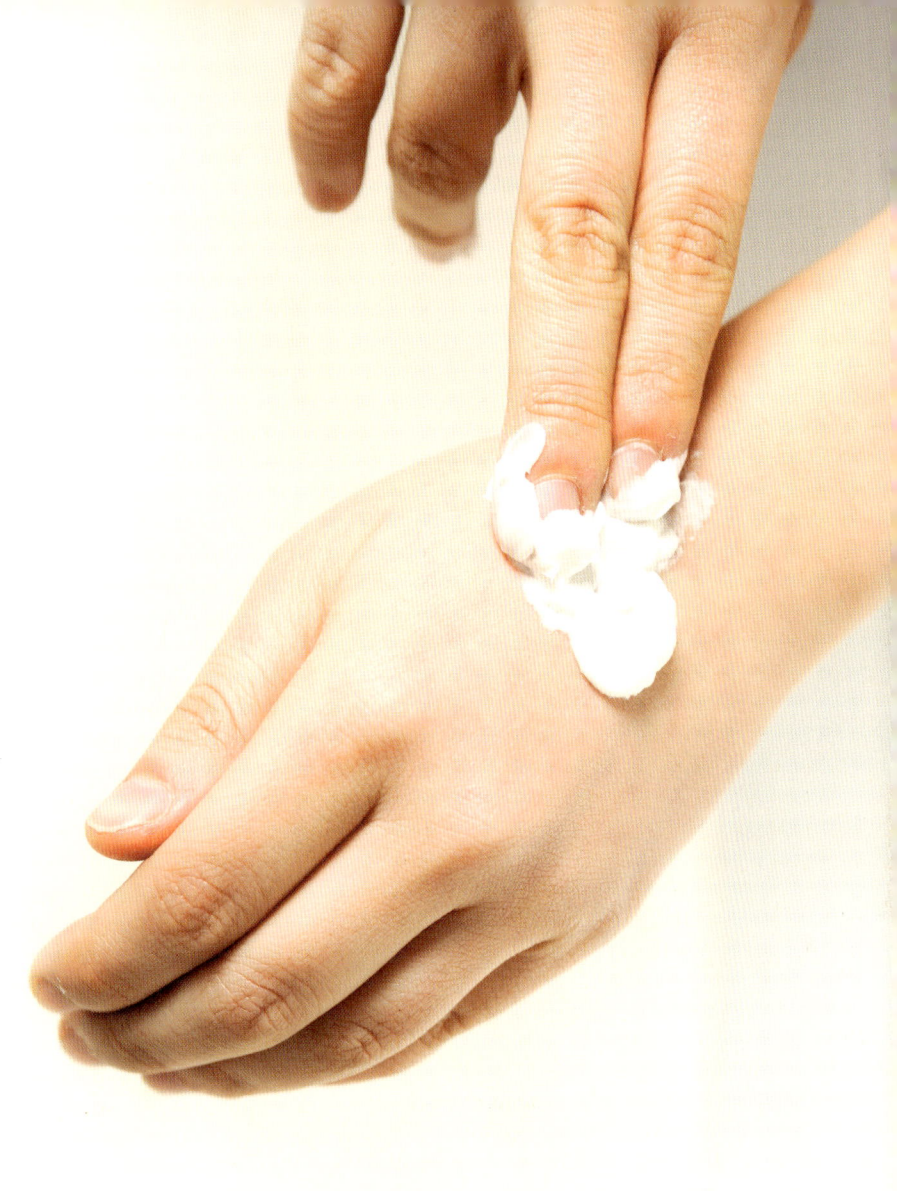

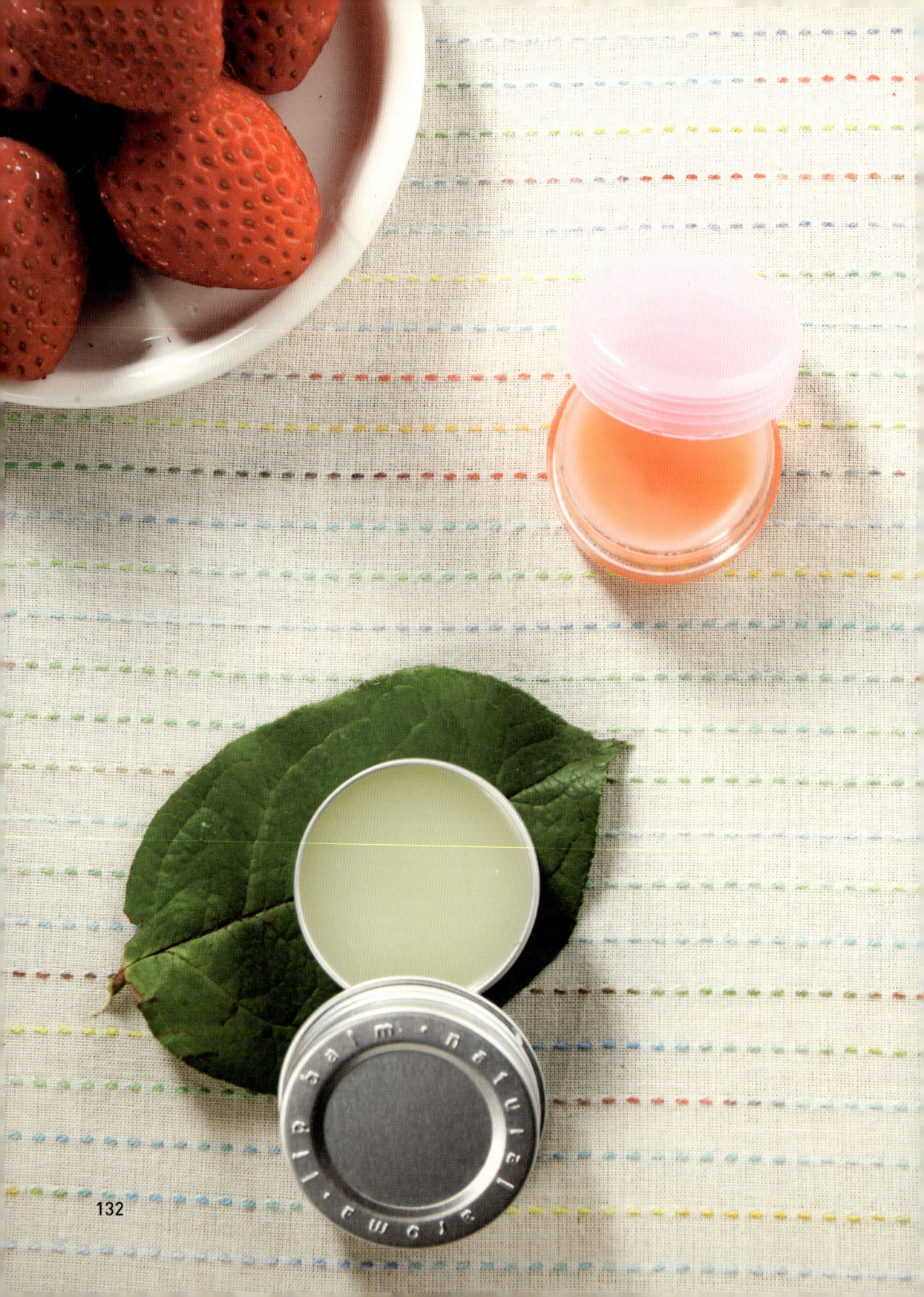

키스를 부르는 상큼한 딸기향 스트로베리립밤

립 제품에 자주 사용되는 딸기향을 식용 가능한 소량의 플레이버오일로 그대로 재현한 립밤. 플레이버오일은 완전한 천연재료는 아니지만 식용 가능한 재료이므로 소량 사용하는 것이라면 인체에 해가 없다.

1 베이스 재료를 유리 비커에 넣고 약 60~65도 정도로 녹인다.
2 1을 조금 식히다 굳어지기 직전에 에센셜오일과 첨가물을 넣고 잘 섞는다.
3 준비한 용기에 재료를 부어 용기 안에서 굳힌다.

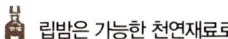
립밤은 가능한 천연재료로
립밤은 입술에 직접 바르는 것이라 인체에 흡수가 될 가능성도 배제할 수 없다. 될 수 있으면 자극적이지 않고 먹을 수 있는 재료, 즉 플레이버오일(식향, Flavor Oil)이나 에센셜오일을 사용해 자극을 줄이는 게 좋다.

베이스 재료
호호바오일(자초인퓨즈) 30g
스위트아몬드오일 25g
세어버터 28g
밀랍 20g

향료 및 후 첨가재료
비타민E 1g
오렌지 에센셜오일 10방울
만다린 에센셜오일 15방울
라임 에센셜오일 5방울
스트로베리플레이버오일 5방울

갈라지고 트는 입술 보호제 셰어버터립밤

셰어버터는 중앙아프리카의 카리테 나무에서 추출하는 천연 식물성 버터다. 인체의 피부조직과 유사하여 부작용이 없으면서 촉촉한 보습력을 주어 아토피나 민감성 피부에 다양하게 사용된다. 립밤으로 쓰면 입술을 부드럽고 촉촉하게 만들어 준다.

1 베이스 재료를 유리 비커에 넣고 약 60~65도 정도로 녹인다.
2 1을 조금 식히다 굳어지기 직전에 에센셜오일과 첨가물을 넣고 잘 섞는다.
3 준비한 용기에 재료를 부어 용기 안에서 굳힌다.

용기에 맞는 비율로
대부분 립밤 용기는 10g 안팎이므로 용기에 맞춰 비율을 수정하여 만들도록 한다. 셰어버터대용으로 망고버터나 알로에버터를 쓸 수도 있다.

베이스 재료
햄프씨드오일 25g
카렌둘라오일 23g
셰어버터 30g
밀랍 20g

향료 및 후 첨가재료
비타민E 1g
오렌지 에센셜오일 10방울
레몬 에센셜오일 10방울
스피아민트 에센셜오일 5방울

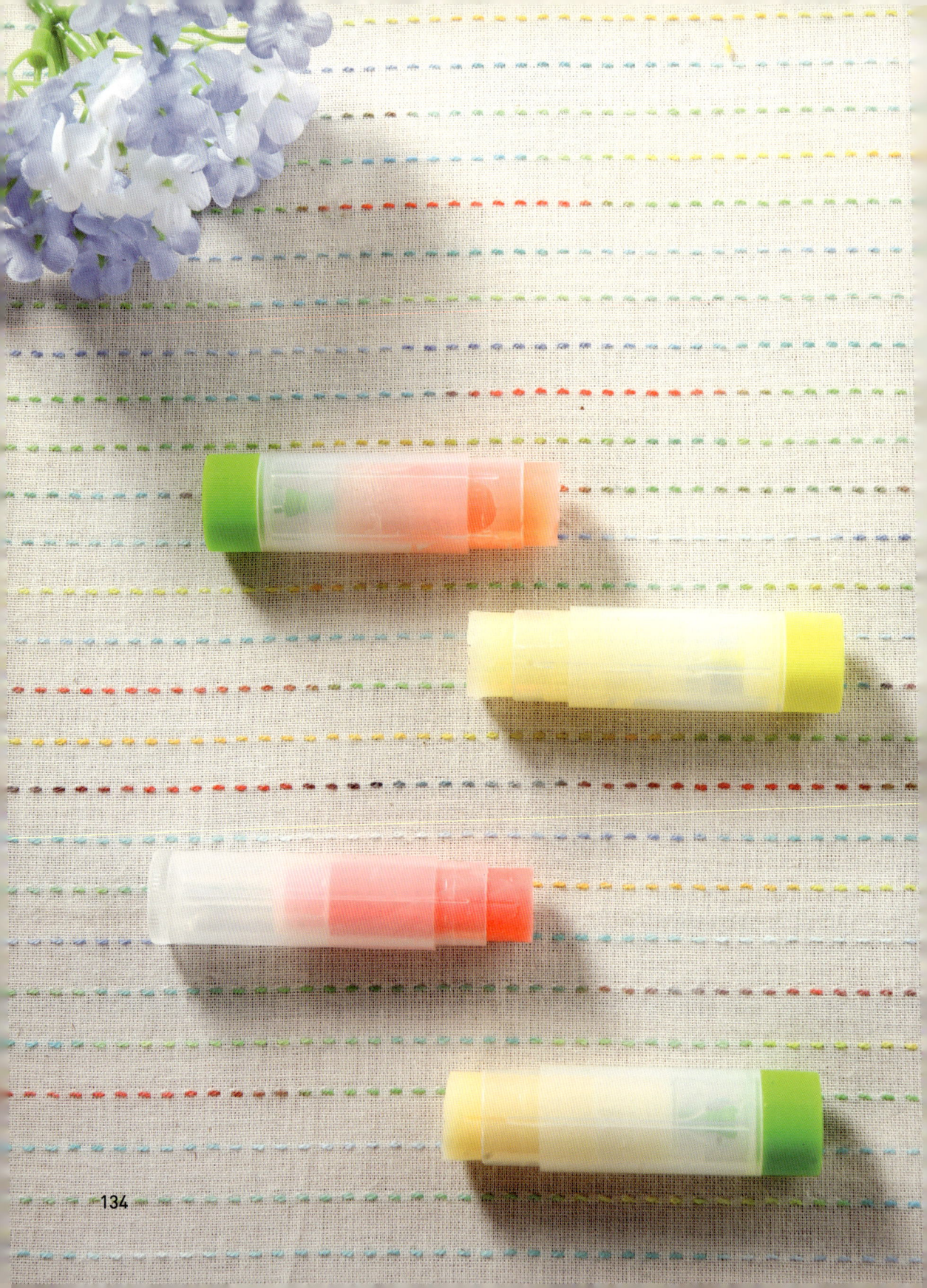

투명하게 반짝이는 입술 헤이즐럿 립글로스

아르간오일을 이용하여 특별히 보습과 부드러움에 더욱 초점을 맞춘 립글로스이다.
립스틱처럼 밀어 올리는 용기에 담으면 사용하기에 편리하다.

베이스 재료
호호바오일(자초인퓨즈) 20g
아르간오일 29g
세어버터 32g
밀랍 8g
칸테릴라왁스 10g

향료 및 후 첨가재료
비타민E 1g
오렌지 에센셜오일 10방울
라임 에센셜오일 15방울
스피아민트 에센셜오일 5방울

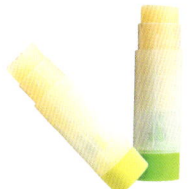

1 베이스 재료를 유리 비커에 넣고 약 70~75도 정도로 녹인다.
2 1을 조금 식히다 굳어지기 직전에 에센셜오일과 첨가물을 넣고 잘 섞는다.
3 준비한 용기에 재료를 부어 용기 안에서 굳힌다.

립스틱에 어울리는 카나우바왁스
립스틱처럼 밀어 올릴 수 있으려면 밀랍 대신 카나우바왁스나 칸데릴라왁스를 사용하는 것이 좋다.
이때 녹이는 온도는 밀랍보다 더 높아야 한다.

막힌 코를 시원하게 유칼립투스연고

코알라가 먹는다는 유칼립투스 잎이나 열매의 오일은 사람의 호흡기에 많은 도움을 준다. 코막힘, 비염, 축농증, 콧물이 있다면 유칼립투스 연고를 코 밑이나 목 밑에 발라 보자. 상쾌한 향이 막힌 코를 시원하게 해 주고 감기 때문에 잠긴 목도 보호해 줄 것이다.

연고 만들 때는 에센셜오일을 많이
연고와 립밤에서의 에센셜오일 사용량은 다른 제품보다 많은 편이다. 뜨거운 상태로 용기에 담았다가 굳히는 연고와 립밤의 특성상, 에센셜오일의 상당량이 휘발될 수밖에 없기 때문에 이를 감안해 넣다 보면 양이 많을 수밖에 없다.

베이스 재료
호호바오일 25g
스위트아몬드오일 25g
세어버터 30g
밀랍 20g

향료 및 후 첨가재료
비타민E 1g
라벤더 에센셜오일 10방울
유칼립투스 에센셜오일 10방울
페퍼민트 에센셜오일 10방울
편백 에센셜오일 10방울

발의 피로를 단번에 풀어 주는 페퍼민트힐밤

하루 종일 신발에 갇혀 온 몸을 떠받치는 발은 유독 피로해지기 쉽다. 페퍼민트힐밤은 몸무게를 지탱하느라 고생하는 발의 피로를 시원하게 풀어 준다. 몸의 근육 통증, 류머티즘, 관절염, 어깨 결림 등에도 다양하게 활용할 수 있다.

집에서 만드는 호랑이연고
동남아 여행을 다녀오면 하나씩 사 들고 오는 호랑이연고(타이거밤) 안에는 바셀린 원료 페트롤레이텀과 페퍼민트를 비롯한 여러 에센셜오일이 들어 있다. 페퍼민트힐밤은 만병통치약으로 입소문 난 호랑이연고를 천연재료로 구성한 것이다.

베이스 재료
호호바오일 28g
마카다미아넛오일 20g
아보카도오일 15g
코코아버터 30g
카나우바왁스 20g

향료 및 후 첨가재료
비타민E 1g
페퍼민트 에센셜오일 20방울
라벤더 에센셜오일 10방울
로즈우드 에센셜오일 10방울

면역력을 높이는 캐모마일연고

캐모마일에 함유된 카마줄렌 성분은 인체의 면역력을 높이며 상처와 염증을 낫게 한다. 강한 향 때문에 꺼리는 사람도 있지만 면역력을 길러 주는 훌륭한 오일이니 아토피 자녀를 둔 가정이라면 곁에 두고 사용하도록 하자.

캐모마일연고로 면역력 회복
목이나 복부, 발바닥에 수시로 조금씩 바르면 천천히 면역력이 회복되어 건강해진다.

베이스 재료
호호바오일 23g
스위트아몬드오일 26g
코코아버터 30g
밀랍 20g

향료 및 후 첨가재료
비타민E 1g
라벤더 에센셜오일 15방울
캐모마일 에센셜오일 10방울
레몬 에센셜오일 5방울

공통 레시피

1 베이스 재료를 유리 비커에 넣고 약 60~65도 정도로 녹인다.
2 1을 조금 식히다 굳어지기 직전에 에센셜오일과 첨가물을 넣고 잘 섞는다.
3 준비한 용기에 재료를 부어 용기 안에서 굳힌다.

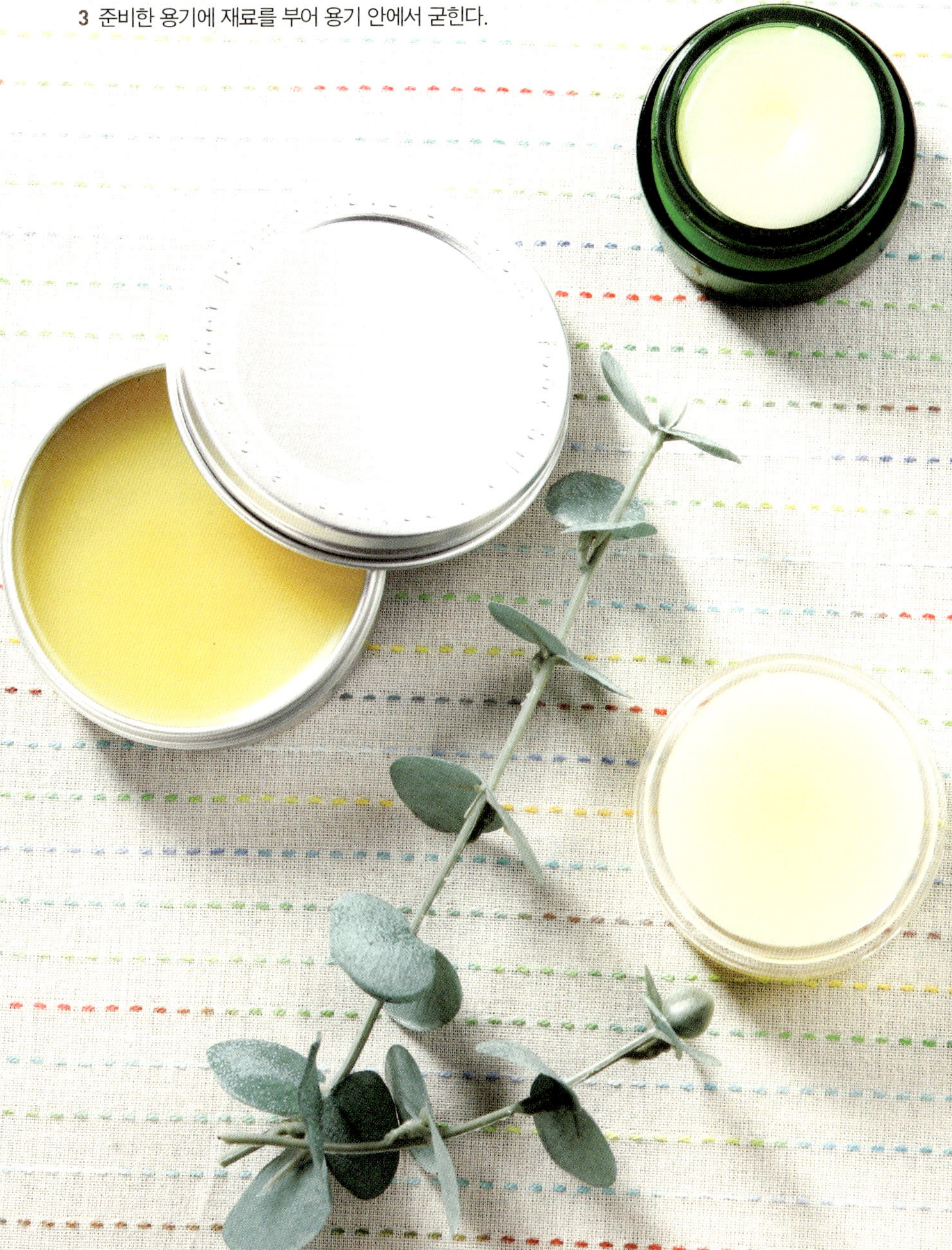

천연화장품 재료 구입처 안내

천연화장품 만들기는 재료만 잘 선택해도 반은 성공이라는 소리가 있을 만큼 재료가 미치는 영향력이 막강하다. 천연화장품 재료상 중 친환경적인, 그리고 믿을 수 있는 재료를 파는 곳을 모았다.

굿솝
http://www.goodsoap.co.kr

국내에서 처음으로 천연화장품 만들기를 대중화시킨 굿솝은 좋은 품질의 재료를 적절한 가격에 팔고 있다. 직접 사용해보고 좋지 않은 재료는 아예 리스트에서 빼버릴 정도로 철저히 관리하고 있으니 안심해도 된다. 재료와 화장품을 모두 판매하는 홈페이지에는 쇼핑 공간을 제외하고도 다양한 정보 및 동영상 등 그간 쌓아온 노하우가 고스란히 담겨 있다.

- **매장** 경기도 안산시 단원구 고잔동 724-4 부원프라자 408호, 온라인 매장
- **품목** 천연화장품 및 천연비누 재료 / 핸드메이드 천연비누

한약재시장
http://www.hanyakjae.net

여러 가지 한방재료를 비교해가며 살 수 있는 곳. 천연화장품용 한방재료를 따로 취급하지는 않으나 소포장이 가능해 구입에 큰 어려움은 없다. 요즘 문제가 많은 원산지 표기를 확실히 하고 있는 믿을 만한 곳이니 값싼 중국산 물품이 아닌 제대로 된 한방재료를 쓰고 싶다면 필히 방문하도록 하자.

- **매장** 온라인 매장
- **품목** 각종 한방재료

자연주의
http://www.e-naturalism.com

고운 색깔을 내는 천연염료와 질 좋은 허브재료로 유명하다. 서울에 오프라인 매장도 운영하고 있어 직접 가서 눈으로 확인하며 구매할 수도 있다.

- **매장** 서울시 종로구 팔판동 105-2 101호, 온라인 매장
- **품목** 천연화장품 및 천연비누 재료 / 핸드메이드 천연비누

스킨메이트
http://www.skin-mate.co.kr

국제인증 아로마테라피스트가 운영하는 천연화장품 쇼핑몰. 무엇보다 국내 최대 규모로 다양하게 구비한 에센셜오일이 유명하다. 전문가가 직접 블랜딩한 에션셜오일 및 아로마용품을 따로 구비하고 있다.

- **매장** 온라인 매장
- **품목** 천연화장품 재료 / 불렌딩 에센셜오일 / 아로마용품

풀과나무
http://www.pulgwanamu.co.kr

프랑스의 유명한 친환경 제품인 플로리알사의 에센셜오일을 판매하는 것으로 유명한 곳이다. 가격이 조금 높은 게 흠이지만 정말 좋은 에센셜오일을 쓰고 싶다면 추천하는 곳이다.

- **매장** 온라인 매장
- **품목** 에센셜오일

천연화장품을 만들 때 발생하는 문제와 해결

크림을 만드는 데 아무리 저어도 크림이 안 돼요.
유화제의 양과 섞는 온도, 젓는 속도가 중요합니다. 유화시키기에 적절한 유화제의 양이 사용되었는지와 유상과 수상을 섞을 때의 온도, 빠른 속도로 저어주었는지 확인해 보세요. 유화제는 크림일 경우에 전체 총량의 약 5~10%, 로션인 경우는 2~5%가 적절하고, 온도는 60~70도에서 작업하는 것이 좋습니다.

로션을 만들었는데 식혀 보니 크림처럼 걸쭉해졌어요.
만들 당시에는 온도가 높으므로 점도가 약간 묽어 보일 수 있는데, 식으면 원래 화장품이 지닌 점도로 돌아갑니다. 로션을 만들 때는 가능하면 세틸알코올 등의 고급 알코올을 사용하지 말고 유화제의 양은 4% 이내가 적당합니다. 크림처럼 되어진 경우에 올리브리퀴드를 약간 섞어서 빠른 속도로 다시 저어주면 점도가 많이 묽어집니다.

스킨을 만들었는데 오일과 수상이 분리가 되고 오일이 뜹니다.
스킨을 만들 때 예전에는 보통 유상중에 식물성오일들을 첨가하는 경향들이 있었는데, 이러한 재료들이 가용화를 어렵게 만듭니다. 가능하면 스킨에서 유상의 성분은 향료 외에는 넣지 않고 최소화하는 것이 좋습니다. 그리고 가용화제는 유상재료의 3~5배 정도가 사용되어야 적절한 가용화가 되므로 유상재료의 최소화가 더욱 필요합니다.

크림을 다 만들었는데 마지막 단계에서 몽글몽글 분리가 되었습니다. 왜 이런가요?
두 가지 가능성이 있는데, 유화제의 사용이 적절치 않을 수도 있고, 유화 후 첨가하는 첨가물들이 지나치게 많을 경우도 그럴 수 있습니다. 사실 두 가지는 서로 연관이 있습니다. 유화가 불안정하기 때문에 분리가 된 것이고, 후 첨가재료를 넣을 경우 이러한 불안정한 유화를 더더욱 부채질했을 가능성이 높습니다. 이 책의 HLB에 대한 부분을 잘 읽어보면 분리가 되지 않는 유화의 방법들을 알게 될 겁니다. 일단 분리가 되면 되돌리기가 쉽지 않은데 응급처방으로 올리브리퀴드를 약간 첨가하여 빠른 속도로 다시 돌려 보세요.

크림을 한 번에 어느 정도 만드는 것이 적절한가요?
크림이나 로션을 만들 때 간혹 많은 양을 만들어야 할 필요가 생기는데, 많은 양을 만들려면 그에 해당하는 적절한 유화능력을 갖추어야 합니다. 화장품회사에서는 호모믹서라고 불리는 고속유화믹서를 사용하므로 양에 무관하지만, 손으로 만들 때는 가능하면 300g 이상은 한 번에 만들지 않는 것이 좋습니다.

크림을 만들었는데 벌집처럼 거품으로 가득 찼어요, 왜 그런가요?
크림을 만드는 과정에서 거품기로 돌리거나 거품을 많이 내게 되면 그러한 거품 자체가 사그라지지 않고 유화의 형태를 갖춥니다. 되도록 거품기를 사용하지 말고 가능하면 거품이 많이 나지 않도록 젓는 방법을 습득하기 바랍니다.

로션을 빨리 식히려고 차가운 물속에 비커를 담그라는데 괜찮은 건가요?
크림이나 로션을 유화시키려면 수상과 유상, 유화제를 균질의 상태로 만들어 주기 위해 가열하여 섞게 됩니다. 그리고 그 온도가 유지되는 상태에서 유화제는 수상과 유상의 구조를 변경하여 유화를 이루게 되는데, 차갑게 강제로 식히는 것은 큰 문제가 아닐지라도 적절한 방법은 아닙니다. 재료 준비단계에서 온도를 많이 올리지 않고 60~70도 정도로 적절하게 가열했다면 저으면서 서서히 식히는 것이 가장 좋은 방법입니다.

크림이나 로션의 화장품에 분말이나 클레이를 넣어도 되나요?
크림이나 로션, 기타 기초화장품은 모두 피부에 밀착하여 마사지하듯이 발라져야 합니다. 이때 미세한 분말이나 입자들이 있을 경우 각질층을 자극하거나 마찰시키는 스크럽제처럼 작용할 수 있습니다. 수용성 또는 지용성의 녹는 성분이 아니면 분말이나 파우더 등을 넣지 않는 것이 좋습니다.

샴푸를 만들었는데 처음엔 좋은데 쓸수록 가려워요.
보통 샴푸의 점증을 위해 첨가하는 성분들이 고분자물인 경우가 많기 때문에 나중에 가려움을 유발할 수 있습니다. 잰탄검 등의 천연 고분자물은 가능하면 사용을 자제하고, 폴리쿼터10은 0.5~1% 이내에서 사용해야 합니다. 글루카메이트는 여러 조건에서 점증성능이 좋기 때문에 사용하면 좋습니다.

천연화장품을 만들기 위한 기초 재료

1. 기초재료 Raw Materials

꿀(Honey) 꿀은 부드러움과 보습작용을 나타내는 특징이 있다. 수세기 동안 화장품에 사용되어 왔으며 고대 이집트와 클레오파트라 시대까지 거슬러 올라간다. 성분은 다양한 당, 왁스, 구연산, 말린산, 개미산, 젖산, 베타 카로틴, 효소, 아미노산, 비타민을 함유한다. 꽃 즙으로부터 효소적으로 만들어지는 당 분비물은 꿀벌에 의해 모아져서 꿀벌집에 저장된다. 꽃가루 알레르기가 있는 사람에게는 알레르기 반응의 원인이 될 수 있다.

글리세린(Glycerin) 피부를 촉촉하게 유지해 주는 보습 성분으로 로션, 크림 등의 기초 제품과 메이크업 제품, 비누 등에 사용된다. 화장품의 굳기와 점도 등 점성에 관련된 역할을 한다. 피부에 보습작용을 하지만 흡수성이 강해 공기 중에 수분이 부족한 경우 피부의 수분을 빼앗아 가는 효과가 있어 글리세린이 많이 함유된 화장품이 오히려 좋지 않은 효과를 나타낼 수도 있다.

비타민E(토코페롤) 토코페롤이라고 불리는 비타민E 오일은 천연 산화방지제 역할뿐만 아니라 노화피부 및 세포재생의 효능이 있으며 주로 캡슐 형태로 판매한다. 화장품의 지용성 재료에 산화방지용 또는 피부개선 효능을 목적으로 사용한다(사용양은 전체 비율의 약 1~25%).

팅크춰(Tincture) 벤조인 수지에서 추출한 성분을 식물성 알코올(Tincture)에 용해시킨 물질이며 크림 종류나 연고, 룸 스프레이 등에 산화방지제 및 방부제로 사용되며, 상처부위나 갈라진 피부에 효능이 있다(사용양은 전체 비율의 약 1~25%).

살리실산(Salicylic Acid) BHA(Beta Hydroxy Acid)라 칭하며 여드름 치유 기능, 케라틴 단백 용해 기능, 항염증, 세포막에서 작용하는 효소나 아미노산 대사장애를 일으켜 발육억제 작용을 통해 항균작용을 한다.

심층해양수(심해수) 햇빛이 도달하지 않는 수심 200m 이상의 깊은 바다 속의 바닷물을 말한다. 심층해양수에는 햇빛이 들지 않아 병원균이 없을 뿐만 아니라, 태초부터 바다가 주었던 생명(세포)에 필요한 여러 가지 영양성분들이 그대로 남아 있다. 그래서 심층해양수의 특성은 태아의 양수와 매우 흡사하다. 이러한 심층해양수에서 염분(소금 성분)을 제거한 물이 스킨 만들 때 사용하는 심해수(탈염해수)이다.

알긴산(Alginic acid) 해초산(海草酸)이라고도 한다. 다시마, 미역 등 물기 없는 바닷말에서 얻는 다당류의 하나. 점성이 있는 산으로 접착제, 유화제, 필름 따위를 만드는 데 쓴다. 다양한 식이섬유와 미네랄이 풍부하여 피부보습과 부드러움, 점착성을 부여한다.

에탄올(Ethanol) 각종 알코올 음료 속에 함유되어 있어 주정(酒精)이라고도 하고 에틸알코올이라고도 한다. 보통 알코올이라고 하면 이 에탄올을 가리킨다. 알코올이라는 말이 에탄올을 가리키게 되고 다시 알코올 전반을 가리키게 된 것은 19세기 이후의 일이다. 비누를 투명하게 해 주며, 화장수에 소량 배합되어 청량감을 높여준다. 추출물의 추출용제로도 사용된다.

이엠활성액(EM, Effective Micro-oganisms) EM은 유용한 미생물들이란 뜻이다. 일반적으로 효모, 유산균, 누룩균 등의 80여 종의 미생물을 이용하여 항산화작용 혹은 생리 활성 물질을 생성하며 부패를 억제하는 역할을 한다. 또한 이러한 유용 미생물들은 인류가 오래 전부터 식품의 발효 등에 이용해 왔던 미생물들이다. 이러한 미생물들은 항산화작용 또는 항산화 물질을 생성함으로써 서로 공생하며 부패를 억제하여 자연을 소생의 방향으로 이끌어 나간다. EM발효액은 EM 원액을 쌀뜨물이나 당밀 등을 이용하여 희석하여 발효시킨 상태를 말한다.

쟁턴검(Xanthan Gum) 사탕수수에서 추출한 파우더 성분의 천연 겔 베이스 원료이다(사용양은 전체 물 비율의 약 2~5%).

코치닐(cochineal), 카민 선인장과의 식물에 기생하는 연지벌레의 암컷을 건조시켜 얻는 염료. 카민이라고도 한다. 주성분은 안트라퀴논 유도체인 카민산이다. 내광성은 크지만 세탁에 약하다. 예전에는 양모·명주 등을 알루미늄 매염(媒染) 등으로 홍색을 염색하는 데 사용되었지만 현재는 잘 쓰이지 않는다. 무독성이므로 식품류, 화장품, 생체조직의 염색에 사용된다.

코코아버터(Cocoa Butter) 지방에 용해되며 초코렛 원료로 쓰이는 코코아버터는 보습 효과가 뛰어나고 건성 피부에 효능이 있다. 단독 사용 또는 크림과 섞어서 수분을 공급해 주고 피부를 보호해 준다.

트레할로스(Trehalous) 버섯에서 추출한 백색분말이며 수용성, 버섯, 빵, 맥주 등의 효모류, 새우에 함유된 다당류로 곤충의 혈액과 곰팡이 및 효모의 저장 에너지원으로 알려져 있다. 보습유지제, 섬유세포 보호, 지방산의 보호 및 산패억제의 기능을 한다. 수용성이며 산화방지제, 보습제로 좋은 효과가 기대된다.

프로폴리스(Propolis) 천연 항생제. 포렌(Pollen), 식물의 꽃에서 꽃가루를 수집하여 꿀벌의 어금니에서 분비된 파로틴과 타액을 섞은 입자. 필수 아미노산을 비롯한 비타민 A, B군, P 등의 다양한 영양소와 무기질이 균형있게 함유되어 있어 일명 '완전식품'으로도 불린다. 신체의 생육작용과 조혈작용, 정혈작용, 체내 독소제거 등이 탁월, 피부 항균력 강화 및 미용에도 매우 유익하다.

플로럴워터(Floral Waters) 허브를 수증기 증류법으로 추출하고 남은 수용성 물질을 말하며, 스킨 토너나 향수, 룸 스프레이용으로 사용한다. 라벤더, 캐모마일, 페퍼민트 등 여러 종류가 있으며, 에센셜오일과 효과가 유사하다.

히알루론산(hyaluronic acid) 미생물 발효공법을 통해 만들어지며 뛰어난 보습효과를 가진다. 진피층 피부 결합조직을 이루고 있는 물질로 히알루론산 1그램이 6리터의 수분을 유지할 수 있다. 모이스쳐라이징 제품에 빠지지 않고 들어가는 보습성분(수용성).

2. 클레이와 광물질 Clay & Minerals

그린 클레이(Green Clay) 클레이 중 가장 흡수력이 좋고 피부 노폐물과 독소배출에 효과적이다. 여드름, 지성 피부를 개선하기 위한 페이스 마스크용이나 셀룰라이트 바디 마스크용으로 사용한다.

레드 클레이(Red Clay), 황토 건성, 민감성, 정맥류 피부에 효과적이다. 모든 피부 타입에 사용할 수 있지만 특히 건성·민감성 피부에 좋다.

맥반석 분말 천연광물을 곱게 갈아 놓은 분말. 나트륨, 칼륨, 칼슘 등의 60여 종의 무기원소가 포함되어 있다. 독성을 제거하고 썩은 것을 제거하며 새살을 돋게 한다. 각종 피부병을 낫게 하며 유독·유해물질과 세균을 흡착하여 피부를 깨끗하고 곱게 만들어 준다.

벤토나이트(Bentonite) 물을 흡착하면 부피가 늘어난다. 이 특성을 이용하여 면도비누나 셰이빙폼 등에 응용한다.

산화아연, 아연화(Zinc Oxide) 백색의 분말로 이산화티탄 다음으로 은폐력이 있으며 피부에 대해 우수한 진정효과를 발휘한다.

석고 독소배출의 효능이 뛰어나며 미용팩으로 사용 시 다양한 피부염증을 개선시키고 피부를 청결하게 해 준다.

옐로우클레이(Yellow Clay) 모든 피부 타입에 적용 가능하며 피부에 활력과 약해진 피부를 개선시키는 효과가 있다.

유황 가려움을 멎게 하고 살균·살충 효과가 뛰어나다. 얼굴에 화색을 돌게 하고 흉터를 제거한다. 각질제거, 안면홍조증, 지루성 피부염 등에 효과가 있어 화장품으로 사용되며 약용 샴푸로 비듬을 제거하고 항균작용을 돕는다.

진주분말(Pearl powder) 진주에 함유된 아미노산은 인피부세포의 재생을 촉진하고 피부를 부드럽고 희게 하며, 노화를 방지하여 젊음을 유지시킨다. 진주펄 파우더는 노화색소인 리포푸신의 증식을 억제하며 세포활력을 촉진함으로써 세포의 수명을 연장한다. 알레르기나 부작용이 거의 없다.

카오린(kaolin) 바위나 돌이 물·탄산 등의 화학작용에 의해 분해되어 생긴 진흙. 백색안료로 사용되기도 하며, 차이나 화이트 클레이(China White Clay)라는 다른 이름으로 불리기도 한다.

탈크(talc) 활석. 천연 마그네슘이 주성분이다. 알코올에 녹지 않으며, 백분, 파운데이션, 연백분에 사용된다. 또 텔컴 파우더의 주요 원료로 쓰인다.

핑크클레이(Pink clay) 피부를 정화하고 조화롭게 하며 모든 피부 타입에 사용해도 좋다. 피지를 조절하고 피부의 조직을 진정시키는 효능이 있다.

화이트클레이(White Clay) 피부를 진정시키고 부드럽게 하는 부드러운 흙이다. 모든 피부 타입에 적합하며 특히 민감하고 섬세한 피부에 좋다.

3. 한방재료와 허브 추출물

가시오가피 추출물 부신피질의 기능을 강화하여 노화를 억제하며 항종양작용, 피부를 깨끗하게 하고 촉촉하게 하며 얼굴의 갈반색을 치료한다.

감초 추출물(Licorice Extract) 뿌리와 줄기에서 글리치리산을 추출한다. 멜라닌 합성을 방해하는 뛰어난 미백기능과 상처를 치료하는 항염작용, 항알레르기 작용이 있어 알레르기 피부 등에 유용하게 사용된다. 그밖에 진정작용, 세포재생작용, 피부기능 대사 촉진작용이 있어 노화피부, 기미피부, 여드름피부, 민감성 피부 등에 좋다.

고삼(苦蔘) 추출물 알칼로이드와 플라보노이드 화합물이 다량 함유되어 항균·항염작용을 한다. 피부염이나 알레르기에 대해 피부보호 작용, 여성용 세정 성분으로 활용, 항균과 모발 성장 촉진작용을 하므로 모발보호용 화장품에도 쓰이며, 여드름 및 각종 피부병을 위한 크림, 로션, 연고, 에멀젼에도 사용된다.

고투콜라 추출물(Gotu kola extract, Centella Asiatica) 병풀로도 불리는 고투콜라 나무의 잎과 뿌리에서 추출. 주요 성분은 피토스테롤, 글리코사이드, 탄닌 등으로 순환을 촉진하고 Anti-cellulite 기능, 항균, 피부염증 및 상처 치유 작용, 피부학적 질환에서 진정·가려움 치료에 사용되며, 모발촉진에 대한 많은 연구들이 진행되고 있다.

구기자 추출물 가지과 식물의 열매. 베타인, 다당류, 단백질 등의 영양소가 풍부해서 피부윤택과 부드러움, 영양분을 공급해 주며, 유아용 화장품과 목욕용품에도 사용된다. 탈모예방과 모발을 건강하게 하는 효과가 있다.

녹두 추출물 콩과 식물. 풍부한 단백질, 인지질, 카로틴, 비타민이 함유되어 피부미용에 필요한 다양한 영양분을 제공한다. 체내 독소와 오염물질을 배출하며 화상과 열독을 풀어주므로 팩 재료로 사용 시 좋은 효과를 볼 수 있다.

녹차 추출물 녹차에 다량 함유되어 있는 폴리페놀화합물인 카테킨은 노화관리, 미백, 피부진정 및 피부를 맑고 깨끗하게 가꿔 주는 효능 등으로 오래전부터 인류 역사에 차와 미용용품 등에 다양한 쓰임새로 활용되고 있다.

다시마 추출물 다시마과 식물. 갈조류에 해당하며 다시마에 함유된 다양한 미네랄과 단백질, 비타민, 알긴산은 피부를 매끄럽게 해 주며, 부드럽고 깨끗하게 가꿔 준다.

단삼 추출물 꿀풀과 식물. 여드름과 안면홍조증, 부스럼, 갈색반점, 흉터를 제거. 비타민E와 미네랄이 들어 있어 탈모예방, 모발생장을 촉진한다. 가려움증을 멎게 하며 각종 모발류 제품에 첨가된다.

당귀 추출물(Angelica extract) 미나리과 식물. 다양한 휘발성 정유가 포함되어 혈액순환 촉진, 피부 유택, 두발을 검게 한다. 피부주름 개선, 여드름 흉터제거, 갈색반점, 사마귀를 없앤다. 갈색반점, 주근깨, 색소침착의 치료 효과와 더불어 미백기능이 탁월하다. 두피의 모세혈관을 확장하여 모발을 튼튼하게 하고 두피를 활성화시켜 탈모를 예방하므로 다양한 모발용품에 사용된다.

레이디스멘틀 추출물(Lady's mentle extract) UVA와 UVB를 모두 흡수할 수 있는 능력이 있다. 다른 성질에는 항유해산소, 치료작용, 항염증이 포함된다. 여드름 관리 제품에 많이 사용된다.

레몬 추출물(Lemon extract) 식물적 성질은 항세균, 방부, 수렴, 미백 작용이 있다. 햇빛에 의한 홍반, 여드름 문제, 지성 피부 관리에 사용된다.

마늘 추출물(Garlic extract), 알리움 사티붐 많은 효과와 치료력이 있다. 방부제, 살균제로 오랫동안 인식되어 왔다. 1차 세계대전 때는 상처의 화농을 컨트롤하는 데 사용되었다. 가끔 연고와 로션으로도 사용되어 심하게 부은 것을 줄이고 문제 피부(예, 여드름)를 치료한다.

마치현 추출물(Portulaca Oleracea) 쇠비름, 오행초라고도 불리며 유기산, 아미노산, 비타민 A, B, C 등이 다량 함유되어 있으며 카로틴과 탄닌산도 들어 있다. 항균작용이 우수하여 각종 피부염으로부터 피부를 보호하며 항산화작용 및 수렴작용도 있다. 또한 피지조절 작용과 항알레르기 작용이 우수하다.

머틀 추출물(Myrtle) 수렴, 방부제, 유칼립투스와 매우 비슷하다. 여드름, 지성 피부에 사용된다.

민들레 추출물 포공영. 국화과 식물. 항균작용, 면역력을 증강시키며 모발용으로 사용 시 가려움증과 비듬을 없앤다. 여드름 치료, 블랙헤드 제거, 각종 피부트러블에 효과가 있다.

박하 추출물 꿀풀과 식물. 박하의 추출물인 멘톨은 방부, 항균성이 뛰어나며 피부에 청량감을 주므로 화장수와 클린징 등에 사용된다. 가려움을 제거하고 습진을 없앤다. 방부와 방향성이 뛰어나 악취제거제나 향료로 쓰이며 샴푸에 가려움증을 없애주고 시원한 청량감을 부여한다.

백작약 추출물 미나리아재비과 식물. 단백질, 페놀, 탄닌, 안식향산 등이 포함되어 방부제 역할을 하며 감염성 여드름을 치료한다. 단백질은 피부에 영양을 공급해 주며, 피부자극이 없으면서 반점제거, 주근깨, 색소침착, 미백기능이 뛰어나다.

백부자 추출물 미나리아재비과 식물, 베타 시토스테롤과 글리코사이드, 사포닌 등이 함유되어 기미, 여드름, 흉터, 반점, 미백작용, 주근깨 등을 없애고 피부를 윤택하게 해 준다.

보골지 추출물 콩과 식물인 보골지의 성숙한 과실을 건조시켜 얻는다. 항암, 노화방지, 세균억제, 살충효과가 있으며, 헤어제품에 첨가되어 원형탈모를 자라게 하고 모발을 자라게 한다. 이는 그 자체에 모낭염을 예방하고 가려움을 멎게 하며, 비듬을 제거하기 때문이다. 광감민 반응이 있으므로 사용 후 햇빛에 노출되었을 때는 반드시 씻어야 한다.

상백피 추출물 뽕나무껍질에서 추출. 항균, 여드름 치유, 미백작용, 모발성장 촉진 등.

쌀겨추출물 미강. 쌀겨에서 추출한 감마오리자놀은 혈액순환, 대사촉진, 미백작용, 자외선차단 작용 등이 있다. 쌀겨(미강) 자체는 부드러운 각질제거 효능으로 스크럽제로도 이용된다.

서시옥용산 추출물 중국의 전설적인 미인인 서시의 이름을 딴 전통 미백처방전. 녹두, 백지, 백급, 백렴, 백강잠, 백부자, 천화분, 감송향, 삼내자, 모향, 영능향, 방풍, 고본, 조각자 등 총 14종의 한약재로 처방되어진다. 여드름, 뾰루지, 각종 피부질환 문제해결, 미백기능과 윤기를 부여한다.

솔싹 추출물(솔잎) 소나무의 잎. 다양한 휘발성 정유와 카로틴, 비타민C를 함유하고 있으며, 살균방부능력이 뛰어나 방부제로도 쓰인다. 약용비누나 샴푸 등에도 사용되어 살균작용과 세정작용을 하며 가려움을 멎게 하고 비듬을 제거한다. 또한 피부를 촉촉하고 부드럽고 윤기있게 한다.

솝워트 추출물(Soapwort extract), 비누풀 뿌리와 잎에 사포닌 또는 사포나린을 함유하고 있어서 물에 담그면 그 즙액이 비누처럼 거품이 나와 거품장구채라는 이름이 붙여졌다. 비누풀이라고 불리며 뿌리나 잎을 끓여 샴푸나 린스로 사용한다. 천연계면활성제의 대용으로 연구의 가치가 크다.

수세미 추출물 박과 식물. 혈액순환을 촉진하고 피부를 깨끗하게 한다. 수세미는 각종 영양성분과 비타민, 단백질, 사포닌, 점액질 등이 함유되어 얼굴 주름제거에 뛰어난 작용을 한다. 피부를 부드럽고 윤택하게 하는 미용효과가 오래전부터 알려져 있다. 소염, 진정, 보습, 피부청정, 노폐물제거 작용.

AHA 추출물(Alpha Hydroxy Acid) 각질제거 및 유연성질을 가진 활성 물질. AHA의 각질 감소 기능은 여드름 제품, 광각화 감소를 위한 제품, 노화피부의 개선에 최고의 성분으로 꼽힌다. 또한 AHA의 유연작용과 피부보습 성질은 건조하고, 노화된 피부에 도움을 준다. 지속적으로 사용하면 아주 미세한 주름을 부드럽게 만든다. 피부관리 제품에 가장 흔하게 쓰이는 AHA는 락틱 애시드와 시트릭 애시드이다.

아이리스 추출물(Iris extract) 신선한 붓꽃 뿌리의 주스로 화장품, 기미제거제로 쓰인다. 많은 종류의 붓꽃이 있으며 상당한 의학적 장점들을 가진다.

아이비 추출물(Ivy extract) 피부조직에 수분 축적을 방지하는 능력이 있어 슬리밍과 안티 셀룰라이트 효과가 있으며 항박테리아제이다. 특별히 화끈거리는 피부에 진정작용이 있다. 또한 담쟁이덩굴은 세제, 항기생충, 진정 및 진통의 성질을 갖는다.

아이슬란드이끼 추출물(Iceland moss extract) 긴장작용이 있다. 이름처럼 이 식물은 이끼가 아니며 약 70%의 이끼 전분에 퓨마린산, 옥살린산, 세트라린, 리체노-스테아린산이 함유된다.

알로에 추출물 백합과 식물. 주요 성분인 알로인은 피부 신진대사를 촉진하여 피부조직의 재생에 도움이 되며, 피부진균을 억제하는 살충작용이 뛰어나 여드름을 치료하고 피부를 깨끗하게 해 준다. 다양한 영양성분들이 피부에 쉽게 흡수되어 영양을 공급해 준다. 보습과 자외선차단기능, 화상치료, 항알레르기 작용, 노화피부재생, 모발보호용 화장품 등에 응용된다.

어성초 추출물(Houttuynia cordata) 약모밀. 꽃이 피기 전의 식물체를 이뇨제와 구충제로 사용하고, 잎을 짓찧어 종기와 독충에 물렸을 때 바른다. 뛰어난 살균능력이 있으므로 부스럼·화농·치질 및 여드름, 피부질환에 좋은 효과를 나타낸다.

오렌지 추출물 비만치유, 주름억제, 미백작용 등이 있다.

오이 추출물 박과 식물. 수분 함량이 98%이고, 단백질과 지질 등 다양한 영양소가 고루 함유되어 뛰어난 보습작용과 동시에 피부를 청결하게 해 준다. 오이에 함유된 비타민E는 주름을 펴 주며 노화방지, 피부를 윤택하게 해 주고 색소침착을 없앤다.

윗치해이즐 추출물(Witch Hazel Extract, Hamamelis Water) 전통적으로 홍반, 선번, 피부 자극, 타박상, 곤충에 물린데 사용하며 수렴작용이 있다. 항염증, 상처치료, UVA와 UVB 흡수제로 사용한다. 썬제품, 애프터 썬제품, 심하게 침착된 피부재생을 위한 크림에 이상적으로 사용된다. 겔에 효과적으로 사용되어 불순하고 끈적이는 피부를 위한 방부제품으로 작용한다.

율무 추출물 화본과 식물. 율무의 껍질을 벗긴 쌀을 의이인이라고 하는데 율무는 피를 맑게 해 주며, 피부가 깨끗하고 윤택하게 가꿔 준다. 여드름 피부에도 좋은 작용을 한다. 자외선흡수작용을 도와주며 모발을 윤택하게 해 주고 탈모를 예방하고 부드럽게 해 준다.

은행잎 추출물 유해산소제거(노화방지), 혈행촉진, 피부혈색 복원 작용, 노화방지 라인의 화장품 및 샴푸에 활용된다.

인삼 추출물(Ginseng extract, Panax sp. 파낙스 종) 비타민과 호르몬 함유로 피부에 영양을 공급하며 주름을 줄여 주고 건조피부에 도움이 되는 것으로 보인다. 또한 피부탄력을 증가시키는데, 스테롤(sterol)과 단백질 생산을 촉진하여 피부를 젊게 하고 산소공급, 촉진작용이 있다고 주장된다. 많은 피부 알레르기 반응을 억제해 주며, 신진대사 촉진, 혈행촉진, 혈관확장, 탈모방지, 피로회복 작용이 있다.

자몽씨 추출물(Grapefruit Seed Extract) 자몽씨에서 추출하여 천연재료로 뛰어난 방부작용이 있으며 지성피부에 효과가 있다. 신선한 즙은 비타민C를 함유한 산성이다. 피부에 고농도를 사용하면 자극을 일으킬 수 있다. 하지만 정상적인 사용량에는 문제가 없다.

진피 추출물 귤의 말린 껍질을 진피라고 한다. 진피는 항염·살균작용, 피부를 매끄럽게 해 준다. 여드름 완화작용, 미백작용의 기능을 한다. 비누에 노란색의 색소로 첨가 가능하다.

천궁 추출물 미나리과 식물로 혈액순환을 원활하게 하며 두피의 모세혈관을 확장하여 혈류를 개선한다. 두발을 건강하게 하고 부드럽게 해 준다. 또한 여드름과 각종 반점의 생성을 억제하고 얼굴을 하얗고 매끄럽게 한다.

측백엽 추출물 측백나무과의 어린잎. 플라보노이드와 탄닌, 비타민C가 함유되어 있으며 해독, 살균, 방부의 기능을 한다. 측백엽을 알코올로 추출한 액을 탈모 부위에 바를 경우 뛰어난 발모촉진 효과가 있고 원형탈모증에도 도움이 된다. 살트임방지에도 도움이 되며 피부를 부드럽게 해 준다.

캐모마일 추출물 서양국화. 또는 모국이라 불림, 꽃에 포함된 카마줄렌 성분은 피부염증을 현저히 줄여 주며, 피부재생기능을 강화시키고 알레르기 반응을 경감시키며, 면역력을 높인다. 독성이 없고 성질이 순하여 아토피 및 여드름과 알레르기성 피부염, 유아 소아과 계통의 다양한 피부질환에 사용이 가능하다.

캐비어 추출물 1964년 프랑스의 화장품회사인 잉그리드에서 연구 결과, 캐비어와 사람 피부세포의 구조가 비슷하다는 것을 기초로 최고급 화장품의 원료로 사용하기 시작했다. 수분공급, 피부재생 및 주름, 탄력 개선 등을 목적으로 하는 화장품 라인에 활용된다.

클로렐라 추출물(Chlorella Extract) 고엽록소, CGF(클로렐라 추출물)가 면역력을 증진시키고 체내 중금속, 노폐물을 배출시키면서 혈액을 맑게 해 준다. 체질을 건강한 약알칼리성 체질로 만들어 주기 때문에 면역세포를 건강하게 만들어 주어 몸 안의 알레르기성을 개선시키는 효과를 기대할 수 있다. 이 밖에 세포의 신진대사 촉진, 신체의 면역기능을 강화한다.

태반 추출물, 플라센타(Placenta Extract) 플라센타 추출물은 동물의 태반에서 추출한 화장품 성분이다. 태반이 영양을 공급하여 태아를 성장·발육시키는 것처럼 태반 추출물을 함유한 크림을 피부에 바르면 세포에 영양 공급을 하여 세포의 발육을 촉진시킨다는 것이 이론적 설명이다. 플라센타 추출물은 동물의 태반에서 추출한 화장품 성분이다.

파파야 추출물 파파야 식물에서 추출되는 파파야 추출물에는 단백질분해 천연효소인 엔자임이 함유되어 있어 인설(하얗게 일어나는 각질)을 자극없이 부드럽게 제거해 준다.

포도씨 추출물 포도씨 추출물 역시 녹차처럼 폴리페놀계 레스베라트롤에 의한 노화관리 효과가 있다.

페퍼민트 추출물 청량하고 산뜻한 느낌으로 피로회복 효과, 모세혈관 확장

퓨에라리아 추출물 퓨에라리아는 태국에서 자생하는 콩과 식물로, 태국 현지에서는 카오크루라고 부른다. 퓨에라리아는 다른 콩과 식물과 마찬가지로 식물성 여성호르몬을 다량 함유하고 있으며, 특히 Miestrol 및 Deoxymiestrol 성분은 가슴 확대효과가 있는 것으로 알려진다.

하수오 추출물 마디풀과 식물인 하수오의 괴근에서 추출하며 백발증, 자궁출혈, 원형탈모증, 피부소양증, 치아가 흔들리는 경우에 사용된다. 하수오에는 안트라퀴논 유도체와 레시틴이 함유되어 항균작용과 면역력을 증가시키고 뇌의 기능을 활성화시킨다. 또한 신경과 내분비 기능을 조절하여 모근에 영양을 공급해 주고 모발의 멜라닌 생성을 촉진하여 검은 모발로 가꿔 준다. 하수오는 모발에 매우 좋은 트리트먼트 재료로 모발을 보호하고 모발에 영양을 공급하며 모발이 자라게 하는 효능이 있다.

해조 추출물(algae extract, seaweed extract) 주로 바닷말을 포함한 녹조류, 갈조류, 홍조류를 총칭. 피부의 수분 보유력을 정상화시키고 표피에 윤기를 제공한다. 항산화 성질을 포함하여 보습, 피지분비억제 작용 등 여러 효능이 있다.

헤나 추출물(Henna extract, Lawsonia insermis) 제품에 붉은 갈색을 주는 색소이자 컨디셔너이다. 방부제, 수렴제 성질이 묘사된다. 중요한 성분에는 뮤신(mucin), 피토스테롤(phytosterol), 냅토키논(napto quinone)이 포함된다. 일반적으로 추출물은 잎으로부터 얻어진다.

홉 추출물(Hops extract, Humulus lupulus) 진정, 항염증, 상처치료 촉진, 방부작용, 여드름 제품에 효과 있는 것으로 여겨진다.

황금(黃芩) 추출물 꿀풀과 식물인 황금의 뿌리에서 추출하며 항균, 항염, 항알레르기성 작용 및 알레르기성 천식을 완화한다. 황금추출물은 아토피 피부의 염증성 피부염과 알레르기성 피부염을 치료하며, 포함된 안식향산은 각질세포가 서로 달라붙는 것을 방지하여 여드름이 형성되지 않도록 하여 피부를 매끄럽게 관리한다. 방부제로도 사용되며 각종 병원성 피부사상균을 억제하므로 화장수와 알레르기성 피부염을 위한 제품 등에 많이 사용된다.

화장품 관련 용어설명

가용화제(solubilizer) 서로 섞이지 않는 물과 오일에 제3의 물질을 첨가하여 녹게 만드는 현상을 일반적으로 가용화라고 부르고 이 제3의 물질을 가용화제라고 부른다. 대표적인 가용화제로서 POE-40 Hydrogenated Castor Oil, 모노올레인산폴리에틸렌솔비탄, 바이오솔브 등이 있다.

계면활성제(surface active agent, surfactant) 한 구조 안에 친수성 부분과 친유성 부분을 가지고 있고 그 적당한 조합과 균형에 의해 표면 또는 계면의 성질을 여러 형태로 변화시키는 성질을 가진 성분을 계면활성제라고 한다. 일반적으로는 계면활성제를 물로 용해한 경우 이온으로 해리되는 계면활성제(음이온, 양이온, 양쪽성 계면활성제)와 이온으로 해리되지 않는 계면활성제(비(非)이온 계면활성제)로 크게 나눌 수 있다. 계면활성제에는 유화, 가용화, 침투, 습윤, 젖음, 분산, 세정 등 외에도 보습, 살균, 윤활, 정전기 방지, 유연, 소포 작용 등이 있다.

금속이온봉쇄제(chelating agent) 화장품에 미량의 금속이온이 혼합되면 제품의 품질이 떨어지는 직간접 원인이 된다. 미량의 금속 이온들이 다른 성분들의 작용을 저해하거나 자동산화의 촉매가 되어 화장품의 산패, 변질, 변색 등의 원인이 되기도 한다. 이 금속 이온이 활동을 못하도록 잡아주는 물질이 금속이온봉쇄제이다. EDTA의 나트륨염이 가장 일반적이고 그 외에 구연산, 호박산, 메타인산나트륨 등이 있다.

기능성 화장품(phamaceutical cosmetic) 화장품의 기능성을 강조하기 위해 특별히 보건복지부가 지정한 기능성 화장품은 다음의 세 가지의 품목으로 한정되어 있다. 피부 미백, 피부 주름개선, 자외선차단 제품이 그것이다.

미백 화장품(whitening, bleaching cosmetic) 하얀 피부는 여성들의 최대 소망이지만 화장품으로 이러한 소망을 완전히 이룰 수는 없다. 미백화장품은 하얀 피부로 회복되도록 도와주고 기미, 주근깨, 색소침착 방지 목적으로 만들어진다. 피부색이 검어지거나 색소침착을 일으키는 것은 멜라닌 색소가 원인. 미백용 특수 성분으로는 알부틴, 코직산, 비타민C, 태반추출액, 유황 등이 사용된다.

미셀(micelle, 마이셀) 계면활성제 성분을 물에 녹일 때 일정 농도 이상이 되면 계면활성제 분자가 모여서 덩어리를 만들고 용해하게 된다. 이 모여진 회합체를 미셀이라고 한다. 미셀의 형상은 일반적으로는 구상, 층상, 봉상으로 예상되며 수용액 중에서 계면활성제 분자는 친유기를 내측에 친수기를 바깥쪽에 배열한다. 비수용액에서는 반대로 친수기를 내측에 친유기를 바깥쪽에 배열한다.

스크럽(scrub) 넓게는 '썻어낸다'는 의미지만 요즘엔 알갱이가 들어 있는 필링제를 말하며 각질의 노폐물을 효과적으로 떨어뜨리기 위해 알갱이 입자를 넣은 제품으로 주로 클렌징류 제품에 사용한다.

방부제(preservative) 화장품에 세균 또는 미생물의 발생을 억제하고 이러한 세균류에 의해 제품이 변질되는 것을 막아서 그 제품의 품질을 유지할 목적으로 배합되는 물질이다. 화학적 방부제에는 파라벤 계통, 안식향산, 살리실산, 디히드로초산, 솔빈산, 트리크로산, 페녹시에탄올 등이 있으며, 점차 방부능력이 있는 자몽씨 추출물과 로즈프리저브, 레블린 천연 방부제 등 천연의 성분들로 대체하려는 연구들이 활발하게 진행되고 있다.

보습제(humectant) 보습제는 주로 피부 및 모발에 수분을 주고 유지시킬 목적으로 크림, 로션, 에센스, 스킨, 모발 제품 등에 사용되는, 수화능력이 높은 수용성의 물질을 말한다. 이러한 물질은 제품의 보존, 제품 사용 중의 수분 증발 방지, 제품의 안정성 유지에 크게 기여하고 있다. 천연 성분으로는 히알루론산, 글리세린, 소듐PCA, 베타글루칸 등이 사용되며, 일반 화장품에는 프로필렌글리콜, 솔비톨(sorbitol), 부틸렌글라이콜, 폴리에틸렌글리콜, 요소, 젖산나트륨 등이 사용된다.

비듬방지제(antidandruff agent) 두피 각질세포의 이상과박리, 피지의 과다 분비 등으로 비듬이 발생하고 비듬을 악화시키는 원인으로 미생물의 증식이 추측된다. 그래서 미생물의 번식을 억제시킬 수 있는 유황, 황화세렌, 징크피리치온, 트리크로산, 알란토인, 멘톨, 살리실산, 레조르신 등이 비듬방지제로 활용된다.

산화방지제(antioxidant) 화장품에는 식물성오일과, 버터, 왁스류, 미네랄오일, 에스테르, 향료, 고분자 물질을 원료로 하는 것이 많지만 이들 원료는 공기 중의 산소를 흡수하여 자동산화를 일으키고 산패가 진행이 된다. 산패에 의한 생성물은 화장품의 산패냄새 유발 및 피부자극의 원인이 되기 때문에 산패를 억제하기 위해 산화방지제를 첨가한다. 대표적인 것으로는 BHA(부틸히드록시아니솔), BHT(부틸히드록시톨루엔), 몰식자산 에스테르, 토코페롤 등이 있다.

생약(crude drug) 자연상태의 식물과 동물을 원료로 하여 원형 그대로 혹은 건조하거나 불필요한 부분을 제외하거나 잘게 썰거나 분말로 하는 등 그 본래의 성질을 바꾸지 않고 사용하는 의약품의 총칭이다. 예전부터 중국에서 전해지는 본초(本草)라고 불리는 한방약(漢方藥)도 생약(生藥)에 포함된다. 용도에 따라 양방, 한방생약, 민간약으로 분류되기도 한다. 실크로드를 통해 14세기에 유럽에 운반된 동양특산의 생약은 향신료로서도 귀중품으로 여겨 왔다.

선번(sunburn) 우리 피부각질층 자체에는 태양광선을 반사, 산란 및 흡수하는 기능이 있지만 강한 태양광선에 방치되면 피부의 방어력으로는 한계가 있어 피부염증이 일어나 홍반이나 수포가 생긴다. 이것은 태양광선에 의해 일어나는 일종의 화상이며 선번이라고 부른다.

소요 HLB(所要HLB, required HLB) 비이온 계면활성제의 친유성과 친수성의 밸런스를 나타낸 것이 HLB이다. 물과 오일을 유화(乳化)하는 과정에서 가장 좋은 유화 상태를 얻기 위해서는 유화되는 오일의 종류나 사용하는 계면활성제의 HLB가 잘 맞아야 된다. 이때의 최적 HLB를 오일의 소요(所要) HLB라고 한다.

시티에프에이(CTFA, The Cosmetic, Toiletry and Fragrance Association, Inc.) 미국화장품협회. 미국내 화장품업계에 관한 규제, 법규 연구, 조정을 위해서 1974년에 설립되었다. 현재 정회원인 화장품제조사와 원료 메이커, 원료 무역상, 출판관계, 광고대리점 등으로 이루어지는 준회원 240개사로 구성되어 있다. 화장품 원료 안전성 재평가(CIR), 화장품 원료 dictionary(CID 또는 CTFA dictionary)의 편집 등을 실시하고 있다.

알파 히드록시산(AHA, α-hydroxy acid) 알파 히드록시산은 카르복시기(carboxyl group) 옆의 탄소에 히드록시기(hydroxyl group)가 붙어 있는 것을 말하며 사과, 감귤, 포도, 와인 등에 포함되어 있고 오래 전부터 화장품에서 사용되어 왔다. 글리코산, 락트산, 글리세릭 애시드, 사과산, 주석산, 구연산 등이 여기에 포함된다.

에멀전(emulsion, 유화) 서로 섞이지 않는 두 종류 이상의 액체가 한쪽에 미세입자가 되어 분산되고 있는 계(系)를 에멀전이라고 한다. 에멀전에는 물이 외부이고 그 안에 오일이 분산되어 있는 O/W형 에멀전, 오일을 외상으로 하여 그 안에 물이 분산되어 있는 W/O형 에멀전, 그리고 W/O형 에멀전에 물이 분산된 계나 O/W형 에멀전에 오일이 분산된 계(복합 에멀전) 등이 있다. 화장품에는 크림, 로션 및 색조화장품에서도 유화(乳化) 형태의 제품들이 비교적 많으며 일반적으로 O/W형 에멀전이 많다.

에센셜오일(정유, 精油, 향유, essential oil) 천연의 식물에서 향료를 추출한 것으로, 수증기 증류, 압착, CO_2임계추출 등의 방법에 의해 향기입자를 포함하는 식물의 꽃, 잎, 줄기, 나무껍질, 과실, 종자, 뿌리, 풀 등에서 얻는다. 휘발성의 액체로 아로마테라피의 핵심.

에이치엘비(HLB, Hydrophilic Liphophilic Balance) HLB는 미국의 Atlas Powder가 자사상품인 계면활성제를 더 잘 사용하기 위해 시행한 시험에서 경험적으로 산출해 낸 것이다. 이런 연구 결과를 통해 비이온 계면활성제의 친유기와 친수기의 밸런스를 0에서 20의 수치로 구분하여 표현했다. HLB 10을 기준으로 이하는 친유성, 그 이상의 수치는 친수성으로 구분한다.

엔엠에프(NMF, natural moisturizing factor) 천연보습인자 또는 천연보습막이라고 부르며 피부의 각질층에서 외부 성분의 방출, 흡수, 침투, 유지작용을 유지하는 물질이다. NMF의 성분 조성은 아미노산류, 피로리돈카르본염, 유산염, 기타 당류 등이다.

유화제(乳化劑, emulsifier) 에멀전 제조를 용이하게 하면서 에멀전을 안정화시키는 물질로서 일반적으로는 비이온 계면활성제가 이용된다. 유화제는 계면활성제의 사용 목적에 따라 세정제, 분산제, 가용화제라고도 부른다.

익스트랙트(추출물, extract) 주로 한방재료나 허브의 식물에서 우리가 필요로 하는 유효성분을 뽑아내는 것으로 화장품에서 이용하는 추출물은 주로 물이나 에탄올, 글리세린, 부틸렌글라이콜을 용매로 하여 추출한다. 엑기스라는 말은 일본에서 유래된 잘못된 용어이다. 정확한 표현은 진액(津液)이라고 할 수 있다.

자외선차단지수(SPF, sun protect factor) 기능성화장품 중 자외선 관련제품에 사용하고 색조화장품에서도 이 수치를 사용한다. SPF는 태양광선 중 자외선에 의해 피부에 홍반이 생길 때까지의 시간을 1이라 할 때, 화장품을 사용하고 피부에 홍반이 생길 때까지의 시간이 몇 배가 되는가를 수치로 표시한 것이다.

진피(眞皮, corium, dermis) 피부는 표피, 진피, 피하조직 세 부분으로 되어 있다. 진피는 표피 밑에 있으며, 섬유성 결합조직으로 이루어져 있고 그 결합조직은 섬유성 단백질과 무정형 기질로 이루어져 있다. 섬유성 단백질은 콜라겐과 엘라스틴으로 이루어져 있다. 진피에는 표피와 다르게 혈관이 존재하고 있고 이것에 의해 표피에 영양을 공급하고 있다. 또한 진피는 피부의 탄력성, 윤기, 탄력 등과 중요한 관계가 있다.

천연 계면활성제(natural surfactant) 자연 그대로 존재하는 천연물 중에서 계면활성을 가진 물질을 천연 계면활성제라고 한다. 레시틴, 담즙산, phytosterol, 콜레스테롤, 사포닌 등이 있다.

케라틴(keratin) 각질(角質)이라고도 한다. 극히 물에 녹기 어려운 안정된 단백질이다. 피부에 존재하는 단백질 중 가장 중요한 섬유성 경(硬)단백질로서 물리화학적으로 저항성이 강한 물질이다. 케라틴에는 연(軟)케라틴과 경(硬)케라틴이 있으며, 연케라틴에는 모발(털)이 있고 손톱의 케라틴은 경케라틴에 속한다. 연케라틴에는 SH기가 많고 경케라틴에는 -S-S-기를 많이 포함하고 있다. 연케라틴에 반복적으로 외부 자극이 가해지면 각질 세포 내의 -S-S-기가 증가하여 경케라틴으로 변성되어 각질층이 두꺼워지고 딱딱해져 강인함도 증가된다. 티눈 등이 이에 속한다.

콜라겐(collagen) 우리 피부 안에서 콜라겐은 피부 진피층을 구성하는 단백질의 일종으로 피부의 탄력을 유지하는 중요한 역할을 한다. 화장품에 사용하는 콜라겐은 피부 진피에 흡수가 되지 않으므로 표피에 좋은 보습 정도의 역할을 해 주며, 최근 기술이 진보하여 콜라겐의 분자를 작게 만들어 피부 흡수가 용이한 트리펩타이드 콜라겐 등이 등장하고 있다.

표피(表皮, epidermis) 피부는 표피, 진피, 피하조직 외 세 개층과 부속기관으로 이루어져 있다. 피부의 가장 바깥층을 이루는 표면이 표피이고 각질층, 투명층, 과립층, 유극층, 기저층의 5층으로 된 다층의 편평한 구조로 되어 있으며, 두께는 0.1~0.3㎜ 정도이다. 이들 각층의 세포는 최하층인 기저층이 세포의 분열에 의해 순차적으로 위쪽으로 이행(移行)하여 각각의 층을 형성하고 마지막인 각질층은 박편(薄片)이 되어 박리된다. 이것이 피부의 때이다. 기저층에서 시작되어 각질층이 형성되기까지 14일, 각질층 형성부터 박리되기까지 14일, 합계 28일이 표피의 수명이다. 이와 같이 기저층에서 각질층이 만들어지는 과정을 각화라고 한다. 우리 몸의 표피 면적은 약 2~2.5㎡로 화장품과 가장 관계 있는 부분이다.

피에이치(pH), 수소이온농도 수소이온의 몰(mole) 농도 역수의 상용대수이다. pH〈7의 수용액은 산성이며 pH〉7의 수용액은 알칼리성이고 pH = 7의 수용액은 중성이다. pH 값을 측정하는 데는 pH meter, pH 시험지, pH 지시약이 사용된다.

피하조직(hypodermis) 피하조직은 피부를 그 아래에 있는 조직과 연결하는 결합조직이며 진피와 근육, 골격 사이에 있는 부분으로 지방을 다량 함유하고 있다. 외부압력으로부터 신체를 보호하고 영양분을 지방으로 축적하며 체내의 열을 유지하고 뼈와 근육을 보호한다.

천연화장품에 주로 사용하는 계면활성제

글리세릴 스테아레이트(Glyceryl Stearate) HLB 3.8로 중성의 안전한 에멀션을 형성하는 유화제. 야자열매(palm kernel)와 콩오일(soy oil)에서 유래. 피부에 대한 자극 정도는 매우 약하며 순하다.

글리세릴 올레이트 엘라이데이트 INCI NAME : Glyceryl Oleate/Elaidate. HLB 3인 W/O타입 천연유화제로서 일반 에스테르 오일뿐만 아니라, 실리콘 성분들과도 상용성이 우수한 유화제로 사용감과 유화력이 우수.

글루카메이트 INCI NAME : PEG-120 Methyl Glucose Dioleate. 옥수수에서 추출한 계면활성제. 매우 순한 컨디셔닝제, 점증제로 헤어케어, 스킨케어, 클렌징 제품 등에 사용하기 편하다. 대부분의 계면활성제에서 점도를 내기 쉬우며 마일드하여 사용감이 가볍다. 샴푸, 샤워젤, 클렌징젤, 베이비샴푸, 바디클렌저 등에 0.5~5%까지 사용 가능.

내추럴베타인(Natural Betaine) 사탕무에서 추출한 천연 계면활성제. 자체에 글리세린을 함유하여 보습력이 좋고 저자극이며 모발을 윤택하게 만든다.

레시틴 INCI Name: Lecithin. 천연에서 얻어지는 계면활성제로 유연제·유화제로 오래전부터 활용되고 있다. HLB 값은 4~10으로 여러 형태가 존재한다. 레시틴은 일반적으로 화장품에 사용할 목적으로 계란의 난황과 대두(콩)에서 얻어지지만 현재 상용되는 대부분은 대두레시틴이다.

데실글루코오스(Decyl Glucose) 좋은 거품 성질을 가진 비이온 계면활성제. 눈과 피부에 매우 순하다. 천연 원료로부터 얻어진다.

바이오솔브(BiO Solv) INCI NAME : Caprylyl/Capryl Wheat Bran/Straw Glycosides. 최근 유기농화장품 및 에코화장품에 대한 관심이 높은데, 바이오솔브는 밀에서 추출한 성분으로 유럽에서 ECO인증을 받아 오일의 가용화제로의 활용된다. 기존의 HCO40을 대체하는 천연재료로 가용화제로 활용 시 유상재료의 3~5배를 사용한다.

몬타노브 왁스(Montanov Wax) 카사바(Cassava)라는 열대식물과 팜, 코코넛에서 유래한 천연 계통의 유화제로 몬타노브202(HLB 약 8.3)와 몬타노브68(HLB 약 8.3)이 주로 많이 사용된다. 유화능력은 약간 떨어지지만 유화 후 질감과 부드러움이 좋아서 다른 유화제와 같이 사용되는 경우가 많다.

세틸알코올 INCI NAME : Cetyl Alcohol. 탄소수가 16개인 백색왁스 형태의 친유성 고급 알코올, 유연제, 유화제, 증점제로써 팜 오일(palm oil)이나 스퍼마세티(spermaceti)에서 만들어진다. 여드름을 유발하지 않는 것으로 여겨지며, 유화 보조제로 사용되어 사용감을 개선시키고, 점도를 높인다. 자체 유화력이 있는 것이 아니므로 유상재료로 구분하며 요구 HLB 값은 15.5이다.

소듐라우릴설페이트(Sodium Lauryl Sulfate) 황산나트륨염으로 불리는 기초 계면활성제. 샴푸, 비누 등 거품이나 세정력을 요하는 곳에 다양하게 활용되는 음이온 계면활성제로 좋은 거품 성질, 분산, 적시는 작용을 지닌다. 최근 두피 및 모발에 오랫동안 사용 시 자극을 줄 수 있다는 평가들이 많아져 천연화장품에서는 SLS를 대체하는 더 순하고 안전한 성분들을 찾고 있다.

스테아릴알코올(Stearyl Alcohol) 천연화장품에 자주 사용되는 유화안정제로 유화제의 특성과 질감을 좋게 하며 피부자극을 줄여 준다. 탄소 18개인 백색왁스 고급 알코올이며 요구 HLB 값은 15.5로 유상재료로 계산한다.

스테아릴암모늄(STAC) INCI NAME : Stearyl Trimethyl Ammonium Chloride. 양이온 계면활성제로 린스나 컨디셔닝 제품에 주로 사용되어 모발에 흡착을 용이하게 하며 모발을 윤기있고 탄력있게 해 준다.

씨디에이 INCI NAME : Cocoamide DEA. 코코넛에서 유래한 증점제, 점도 발생제로 사용. 샴푸 및 라우릴 설페이트(lauryl sulfate)의 액상 클렌저에 사용되어 거품 형성을 개선시키고 안정시킨다.

애플계면활성제(APL) INCI NAME : Sodium Cocoyl Apple Aminoacids. 사과주스에서 얻어내는 저자극 양쪽성 계면활성제. 피부자극이 거의 없어 베이비 및 민감성 두피 피부에 추천. 피부 각질 방어체계에 영향을 미치지 않음. 한달 이내에 미생물에 의해 생분해되어 환경에 끼치는 영향이 적음.

에멀시파잉왁스(Emulsifying Wax) HLB 약 10. 팜과 코코넛에서 추출하는 범용의 식물성 유화제. 유화능력과 질감이 좋아서 DIY화장품 만들기에 국내 처음 소개될 당시에는 유화제로 독보적인 존재였다.

에이치시오40(HCO40, PEG-40 Hydrogenated Castor Oil). 피마자에서 추출한 가용화제. 용해제로써 O/W 크림과 로션, 스킨에서 에센셜 오일과 향료를 녹이는데 사용된다.

엘이에스(LES) INCI NAME : Disodium Laureth Sulfosuccinate. SLS 대비 자극이 현저히 줄어든 설포숙시네이트 음이온 계면활성제. 자극이 적은 천연샴푸를 만들 때 주로 활용되며 전체량의 20~30%를 사용한다.

올리브유화왁스 INCI NAME : Cetearyl Olivate, Sorbitan Olivate. 상품명은 Olovem 1000이며 HLB 값은 9.0인 고체 왁스형 유화제, 녹는 점은 65~75℃. 올리브에서 추출한 천연에 가까운 유화제로 점도 안정성 및 유화능력이 우수하며 흡수성, 밀착감, 보습감이 우수하여 천연화장품에서 가장 선호하는 유화제이다. 레시틴과도 잘 어울리며 에센스, 로션, 젤, 크림 등의 모든 유화제형에 사용 가능하다.

올리브리퀴드 INCI NAME : Olive Oil PEG-7 Esters HLB 11.0인 올리브에서 추출한 액상의 계면활성제. 오일 성질을 갖고 있으면서도 찬물에 깨끗이 녹으므로, 클렌징 제품이나 색조리무버 제품으로 활용이 가능하다.

올리브계면활성제 INCI NAME : PEG-7 Olive Oil Carboxylate, 올리브에서 추출한 액상 거품형성 계면활성제. 순하고 저자극이므로 세제 바디클렌저 샴푸 등에 단독 혹은 기존 계면활성제와 섞어 사용할 수 있다.

올리브 스태빌라이저 INCI NAME : Cetyl Palmitate, Sorbitan Palmitate, Sorbitan Olivate. 올리브에서 추출한 유화제, 기존 젤 타입 유화에 첨가 시 유화입자를 작게 하고 사용감에 쿠션감을 준다. 얇게 펴 발리는 사용감, 밀착감, 보습효과가 탁월하다. 올리브유화왁스와 함께 사용 시 백탁현상을 줄여 주며 발림성과 SPF를 증진시킨다.

친유성 올리브유화왁스 INCI NAME : Sorbitan Olivate. 상품명이 Olivem 900, HLB 4.7인 고체왁스형 친유성 유화제, 녹는 점은 65~75℃. 끈적이지 않으며 오일 및 실리콘 오일 유화가능, 색조제품에 사용 시 땀을 방지해 준다. 우수한 피그먼트(pigment) 분산력으로 비비크림 및 W/S및 O/W제형, 선스크린제품 등에 활용된다.

코코베타인 INCI NAME : Cocamidopropyl Betaine. 코코넛오일에서 얻는 양쪽성 계면활성제. 순하고 부드러운 거품형성 계면활성제로 샴푸, 거품목욕, 샤워 폼, 크리미한 거품을 낼 때 활용된다.

폴리쿼터10 INCI NAME : Polyquarternium 10. 양이온 계면활성제로 샴푸나 린스 등 세정제의 점증을 올리는 용도로 많이 사용된다. 양이온이므로 흡착능력이 좋아서 모발컨디셔닝 및 유연의 역할을 할 수 있지만 많이 사용하면 두피 가려움증을 유발할 수 있다. 0.2~1%이내 사용.

피시지(PCG) INCI NAME : Potassium Cocoyl Glycinate. 코코넛에서 추출한 음이온 계면활성제. 매우 순한 저자극으로 거품 특성이 좋다. 단, 샴푸제조 시 pH가 8.0 내외의 알칼리이므로 산도조절이 필요하다.

머리부터 발끝까지
참 순한 천연화장품 53가지

| 펴낸날 | 초판 1쇄 2010년 4월 30일 |
| | 초판 4쇄 2016년 10월 19일 |

지은이 **조영길**
펴낸이 **심만수**
펴낸곳 **(주)살림출판사**
출판등록 1989년 11월 1일 제9-210호

주소   경기도 파주시 광인사길 30
전화   031-955-1350   팩스 031-624-1356
홈페이지 http://www.sallimbooks.com
이메일   book@sallimbooks.com

ISBN   978-89-522-1380-8 13590

살림Life는 (주)살림출판사의 취미, 실용 브랜드입니다.

※ 값은 뒤표지에 있습니다.
※ 잘못 만들어진 책은 구입하신 서점에서 바꾸어 드립니다.